Akupunktur

und ihre

Indischen Wurzeln

Dietrich Klüber

1. Ausgabe 1994
2. Ausgabe 1999

Lichtwortverlag

Design: Matthias Klüber (Graphics Workshop)

Herstellung: Libri Books on Demand

WIDMUNG

Der Autor schuldet seinen beiden engen und hochgeschätzten indischen Mentoren, Kirpal Singh und S. Divyanand, großen Dank für die Inspiration, die sie ihm beim Schreiben dieses Buches gaben. Auch wäre diese umfangreiche Arbeit nicht ohne die Mitwirkung so vieler indischer Medizinstudenten und meiner Tochter Melanie zusätzlich zu der regulären beruflichen Tätigkeit möglich gewesen.

Titelbild: Die Hindu- Gottheit Ganesha.

Die ersten Ärzte, die Ashvinas, wurden zu Halbgöttern erhoben, als sie dem Gott Yajna einen Elefantenkopf transplantierten, da sein Vater ihn irrtümlich geköpft hatte. Seitdem lebt er auch als Ganesha in der Mythologie weiter.

INHALTSVERZEICHNIS

Einleitung 7
Geschichte der Akupunktur 9
Entwicklung im Westen 11
Wie wirkt die Akupunktur ? 13
Das Grundprinzip von Yin und Yang 17
Die Energieströme oder Meridiane 19
Punkt für Punkt 25
Die Fünf Elemente 26
Kreislauf der Energie 29
Die Regeln der Akupunktur 38
Fünf Schritte zum Erfolg 45
Punktkategorien 47
Chinesische Entsprechungen 54
Auf den Punkt genau 56
Therapiemethoden 60
Zum Wohl von Patienten und Nadeln 62
Zur zeitlichen Abfolge der Behandlung 63
Indikationen und Kontraindikationen 64
Hinweise zur richtigen Anwendung 65
Anhang 66
Rezeptakupunktur 67
Wie man die Rezeptakupunktur anwendet 73
Das erste Handwerkzeug 74
Beschreibung der wichtigsten Punkte 75
Meridiantafeln 91
Akupunktur im Veda und Ayurveda 109
Referenzliste für Marmas und Akpunkturpunkte 121
Literaturempfehlungen 126
Adressen 127
Über den Autor 128

Einleitung

Das Wort "Akupunktur" setzt sich aus den lateinischen Wurzeln "acus", scharf, spitz und "punctura" ,stechen zusammen. Akupunktur ist also eine Methode bei der man mit scharfen Instrumenten, meist Nadeln, den Patienten bearbeitet oder sticht. Sie ist ein Verfahren, welches nur eine geringe technische Ausstattung erfordert und das zudem äußerst kostengünstig ist. Ein Akupunkteur kann oftmals Patienten helfen, bei denen andere medizinische Behandlungen fehlschlugen.

Während dieses Akupunkturkurses sollte der Leser zuerst die theoretische Seite kennenlernen. Es gilt, vorab viele Einzelheiten auswendig zu lernen, bevor man mit der Praxis unter der Anleitung eines erfahrenen Kollegen beginnen kann. Zu einem späteren Zeitpunkt läßt sich der hier dargelegte Stoff durch weitere Studien ergänzen, indem man ins Detail geht und am Beispiel lernt. Das Ziel dieses Buches ist, den Medizinstudenten oder angehenden Akupunkteur zu befähigen, seine Patienten anfangs mit einer einfachen Form von Rezeptakupunktur zu behandeln, wenn der Symptomenkomplex nicht zu kompliziert ist. Dies ist um ehrlich zu sein, nicht die ursprüngliche Akupunktur, sondern nur ein Schritt dorthin. Aber für den Anfänger ist dies ein guter Anfang. Zudem wird anhand der traditionellen Regeln auch auf die fortgeschrittene, individuell gestaltete Akupunktur eingegangen, um dem Wissbegierigen den dazu erforderlichen Lehrstoff zu liefern.

Nach der Beschreibung der Theorie und Praxis wird der Leser Indikationen, Kontraindikationen und Punktkombinationen für die häufigsten Krankheitsbilder kennenlernen.

Zu guter letzt folgt eine Aufstellung der Lokalisation der wichtigsten Punkte. Der Leser wird Einzelheiten über die Verlauf der sogenannten Meridiane erfahren, deren Tafeln im Anhang ebenso einzusehen sind wie ein kurzes Literaturverzeichnis und Adressen von Akupunkturgesellschaften.

Auch wird die Erstausstattung eines Akupunkteurs beschrieben. All dies kann jedoch kein komplettes Lehrangebot für die Akupunktur darstellen, da man eine Anleitung in der Praxis und am Krankenbett benötigt, um sich des erworbenen Wissens sicher zu sein.

GESCHICHTE DER AKUPUNKTUR

Vor ein paar tausend Jahren ließ der chinesische Kaiser HuangTi alle großen Ärzte seines Reiches zusammenrufen und hieß sie ihr medizinisches Wissen in einem Buch gesammelt niederzuschreiben. Zu jener Zeit war die Akupunktur bereits eine wohlbekannte Therapie mit der man damals wie auch heute die Krankheit an ihrer Wurzel fassen kann. Ein Sprichwort aus dieser Zeit lautete:

> Die besten Ärzte verhüten Krankheiten,
> mittelmäßige Ärzte heilen Krankheiten
> und schlechte Ärzte behandeln Krankheiten ohne sie zu heilen.

Heutzutage ist dieses Sprichwort nicht mehr ganz gültig, da die Menschen allgmein kränker sind, aber man sollte sich immer an die darin enthaltene Wahrheit erinnern. Noch vor wenigen hundert Jahren war die Akupunktur in der damaligen Welt ausgiebig bekannt, aber als das chinesische Imperium zu degenerieren begann, setzte eine Periode des Vergessens ein. Erst in den letzten fünfzig Jahren breitete sich das Wissen um die Akupunktur wie ein Leuchtfeuer über den ganzen Globus, als die westlichen Ärzte im Zuge der Kulturrevolution von dem schmerzstillenden Effekt der Nadeln erfuhren. Es gab zahlreiche Demonstrationen von Operationen unter Akupunkturanalgesie, welche selbst die Schulmediziner überzeugten. Weder der Autor noch historische Bücher können genauen Aufschluß darüber geben, welche Rolle Indien bei der Geburt der Akupunktur spielte, aber man sagt, daß dieses Land der Ursprung der menschlichen Kultur an sich gewesen sei, und so liegt die Auffassung nicht weit von der Hand, daß China nur eine Provinz in einem damals weltumspannenden Imperium vor der Schlacht des Mahabharata gewesen sein könnte, welche nach indischer Anschauung das sogenannte "Eiserne Zeitalter", in dem wir uns jetzt befinden, einläutete. Die Akupunktur muß damals in ihrer Ganzheit schon Bestandteil einer Kultur gewesen sein, die weit mehr Länder als das heutige Indien oder China umfaßte.

Auch heute noch spielt das Kauterisieren, das Erhitzen der Haut an bestimmten Stellen, eine Rolle in der indischen Medizin, ein Zeichen, daß die Akupunktur schon seit geraumer Zeit bekannt sein muß. 1980 begegnete ich in Indien einem Mann, der als kleines Kind an einem bekannten Ohrakupunkturpunkt gegen Ischias kauterisiert worden war. Wie Sie vielleicht wissen, gibt es einen Zweig der Akupunktur, genannt Ohrakupunktur. Dies ist eine Form der Akupunktur, die ohne ein Hautwiderstands-meßgerät nur sehr schwer durchzuführen ist, da auf dem Ohr allein schon 120 Punkte lokalisiert sind, die zur Behandlung auf den Millimeter genau bestimmt werden müssen.

Das Wissen um die Kauterisation und die Ohrakupunktur muß also in der alten Zeit allgemein bekannt gewesen sein, sodaß man davon ausgehen kann, daß auch irgendeine Methode zur Bestimmung der kleinen Ohrakupunkturpunkte existiert haben muß.

ENTWICKLUNG IM WESTEN

Seit Beginn dieses Jahrhunderts machten viele Ärzte die Akupunktur im Westen bekannt. Hier wurde diese Wissenschaft in das Gewand westlichen Gelehrtentums gekleidet. Die Namen der Akupunkturpunkte wurden in eine systematische Reihenfolge gebracht, indem man sie numerierte, sodaß jeder einzelne Punkt, der vorher einen Eigennamen trug, nunmehr mit der Abkürzung seines Meridians und einer Zahl gekennzeichnet wurde. Natürlich war es den Studenten früherer Zeiten nicht leicht gefallen, die vielen Namen für die Punkte auswendig zu lernen und daher war die neue Systematik sehr hilfreich. All diese Punkte sind keine wirklichen Punkte, noch sind sie Löcher in der Haut, sondern sie sind Gebiete, an denen der Energiehaushalt des Körpers am besten beeinflußt werden kann. Die westlichen Ärzte waren insbesondere in der analgetischen Wirkung der Akupunktur interessiert, denn dabei konnten sie mit eigenen Augen erleben, daß diese Methode in der Tat funktionierte, denn sie konnte den Operationsschmerz unterdrücken.

Sogar neue Akupunkturformen wurden jetzt entwickelt. Zum Beispiel die Ohrakupunktur vom Franzosen Dr. Nogier, die Mundakupunktur vom Deutschen Dr. Gleditsch und die kontrollierte Akupunktur des Dr. Bahr. Dr. Voll, ebenfalls ein deutscher Arzt, entwickelte eine eine Testmethode zur Diagnostik mittels Akupunktur und zur Festlegung der geigneten Therapie.

Diese Methode kann auch zur Auswahl der geeigneten allopathischen oder homöopathischen Medikamente dienen.

Und nun denke, ich, daß die Zeit gekommen ist, diese Technik auch in Indien bekanntzumachen, damit sie so an ihren Ursprungsort zurückkehren möge. Ich werde meinen Teil zur Erreichung dieses Zieles beitragen und möchte zu diesem Zweck um Unterstützung werben. Es gibt bereits seit fünf Jahren eine indische Akupunkturgesellschaft, die in Delhi ihr Hauptquartier hat. Deren Adresse ist im Anhang angegeben.

WIE WIRKT DIE AKUPUNKTUR ?

Nun wollen wir nach Erklärungen für die Wirksamkeit der Akupunktur suchen. In unserer modernen Zeit gibt es deren viele.

1. Reflexe:

Wir wissen, daß unser Körper durch viele Nervenfasern belebt wird, die ihre Signale über die Rückenmark zum Gehirn senden. Wenn das Gehirn dann die Muskeln innerviert, bewegen sich die Muskeln., denn vom Gehirn werden Nervenimpulse über das Rückenmark in jeden Teil des Körpers weitergeleitet. Dies wird auch "segmentale Innvervation" genannt. Wenn ich auf Ihre Kniescheibensehne klopfe, wird sich reflektorisch der Unterschenkel bewegen, ob Sie es wollen oder nicht.

Die reflektorische Erklärung der Akupunktur besagt, daß wenn ich meine Nadel in bestimmte Punkte der Haut steche, die Hautnerven Impulse bekommen und ihrerseits Signale über das Rückenmark ins Gehirn senden, die das Schmerzzentrum unterdrücken bzw. den Schmerz der vorher bestand überlagern. Außerdem werden über das Zentralnervensystem Signale ausgesandt, die die Körperfunktionen wieder ins Lot bringen, sodaß die Krankheit weichen muß.

2. Hormonaktivierung

Wenn man Nadeln in die Haut des Patienten sticht, erkennt man, daß um die Nadel herum eine Hautrötung auftritt, Besonders fällt dies an der weißen Haut der Europäer auf. Dies veranlaßte die Wissenschaftler, die Möglichkeit in Erwägung zu ziehen, daß bestimmte Hormone durch den Nadelstich ausgeschüttet werden und man kann diese Hormone in der Tat während der Akupunkturbehandlung vermehrt im Blut nachweisen. Diese Hormone haben schmerzstillende, kreislaufstimulierende und cortisonähnliche Eigenschaften, stammen jedoch natürlich allesamt aus körpereigener Produktion.

3. Energieübertragung

Die klassische chinesische Erklärung besagt, daß Akupunktur-punkte gleichsam wie Türen zu im Körperinneren befindlichen Energiekanälen sind. Zu Kanälen, die man nicht mit den physischen Augen sehen kann und nicht identisch mit Nerven, Blut oder Lymphgefäßen sind. Indem man die eine oder andere Tür zu diesen Kanälen öffenet, kann man die Kreislauf der Energie wieder normalisieren, wenn dieser in Unordnung geraten ist. Fehlgeleitete Energie führt zu Krankheit; durch einen Energieausgleich kann die Gesundheit des Organismus dann wiederhergestellt werden.

Man kann Energie in diese Punkte hineinpumpen oder sie aus ihnen ableiten, wie Sie im weiteren Text noch erfahren werden. Natürlich suchten auch unsere westlichen Wissenschaftler, die immer alles, was eigentlich schon bekannt ist, beweisen wollen, nach Belegen für die Existenz dieser Akupunkturpunkte. Französische Forscher injizierten eine radioaktive Flüssigkeit in die Punkte und fanden über eine Elektronenkamera heraus, daß sich die Flüssigkeit genau entlang der vorgenannten und in den alten Schriften beschriebenen Meridiane oder Kanäle ausbreitete. Injektionen an andere Stellen zeigten ganz und gar nicht diese Wirkung.

Wenn wir den elektrischen Hautwiderstand messen, stellen wir fest, daß all diese Punkte einen geringeren Widerstand als die übrige Haut haben. Scharen von Akupunkteuren verwenden ebenso wie der Autor, diesen Effekt dazu, die Punkte auf den Millimeter genau zu lokalisieren.

1966 konnte Professor Keller aus Wien histologisch nachweisen, daß sich an diesen Punkten auch mehr Blutgefäße und Nervenendigungen befanden als an anderen Stellen.

Jeder von Ihnen kann seinen höchst persönlichen Beweis führen. Wenn man die Stellen, die auf Akupunkturtafeln angegeben werden mit der Fingerkuppe abtastet, wird man dort entweder eine leicht schmerzhafte Stelle finden, ein kleines Knötchen oder auch eine Art Kuhle, im Subcutangewebe in die der Finger fällt

Manchmal berichten Patienten während der Behandlung, daß der Schmerz von einer Stelle ausstrahlt und entlang bestimmter Körperregionen verläuft. Wenn man sich dann die Akupunkturtafeln ansieht, findet man, daß dies genau dem Verlauf des einen oder anderen Meridians entspricht. Das größte Wunder jedoch ist, wenn man miterlebt, wie die Akupunktur wirkt. Der schmerz-geplagte Patient geht frohen Herzens vondannen und selbst wenn alle anderen traditionellen und wissenschaftlich begründeten Therapien versagen, kann die Akupunktur in so vielen Fällen Wirkung zeigen.

Das Grundprinzip von Yin und Yang

Die chinesischen Weisen teilten die Natur auf dualistische Weise nach Yin und Yang ein. Auch das Sanskrit kennt dafür zwei entsprechende Bezeichnungen: Prakriti und Purusha. Aber gleichzeitig trägt doch jedes kleine Teilchen von Prakriti auch ein Stück Purusha in sich. Dies erkennt man auch gut an der chinesischen Yin-Yang-Monade.

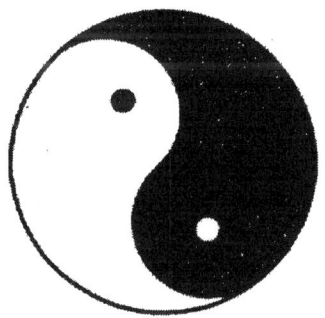

Die chinesische Bevölkerung war damals vorwiegend in der Landwirtschaft tätig und da ein Bauer, der auf dem Feld arbeitet, nicht von der Sonne geblendet werden will, kehrt er seinen Rücken immer der Sonne zu. Der sonnenbeschienene Rücken ist also Yang. Der andere Teil, Gesicht und Bauch, befinden sich mehr im Schatten, haben also Yin-Eigenschaften. Diese duale Denkweise wurde auf alle existierenden Dinge angewendet. So sind die Sonne, Feuer und Haß Yang, so wie der Mond, Wasser und Sorge Yin sind, um nur wenige Beispiele zu nennen. Es ist eigentlich nicht schwer zwischen Yinund Yang zu unterscheiden, oder was mehr Prakriti oder Purusha ähnelt. Wenn man in einer Krankheit einen Füllezustand findet Yang muß man ihn normalisieren, indem man Yin hinzufügt oder Yang ableitet und umgekehrt. Auf diese Weise beurteilt und therapiert die chinesische Medizinphilosophie.

DIE ENERGIESTRÖME ODER MERIDIANE

Die alten Ärzte stellten fest, daß die Körperenergie von Yin und Yang gewissen Wegen oder Straßen folgt, die sie Kanäle nannten, und die heute im Westen als Meridiane bezeichnet werden. Man teilt sie in Yin- und Yang-Meridiane ein, jeweils sieben an der Zahl. Einige sind mehr Yang als andere Yang-Meridiane und weitere mehr Yin als die übrigen Yin-Meridiane, wie Sie anhand der Abbildung des Bauern sehr gut verstehen werden, denn einige Teile des Körpers bekommen mehr Sonnenlicht während der täglichen Arbeit.

Arme und Beine können ebenfalls in Yang- und Yin-Streifen eingeteilt werden. Der dorsale (hintere) Anteil ist mehr Yang als der ventrale (vordere). Der mittlere Bereich nimmt auch bei dieser Einteilung eine Mittelstellung ein.

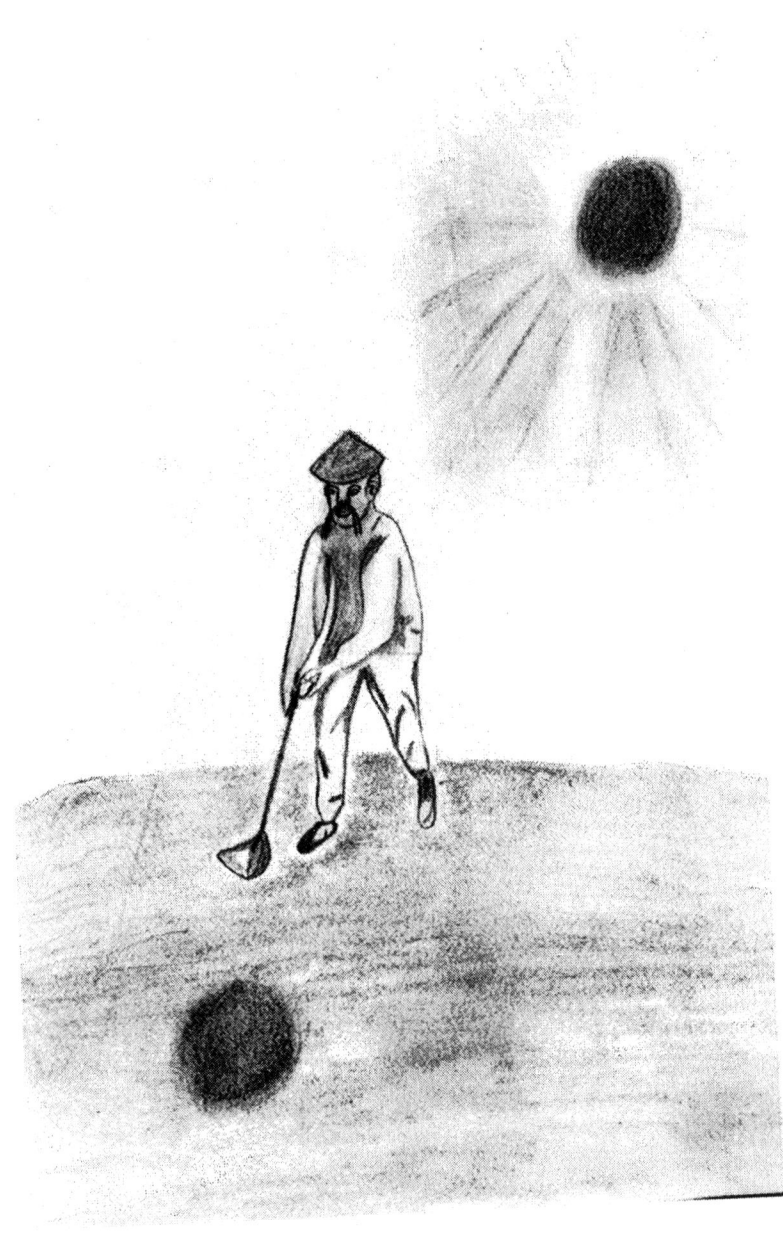

YANG

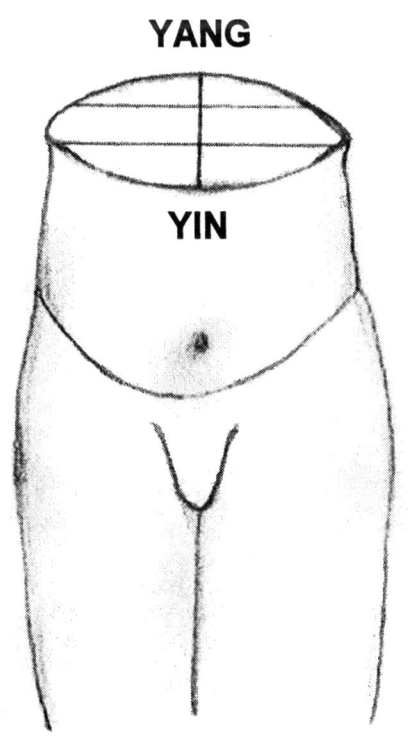

YIN

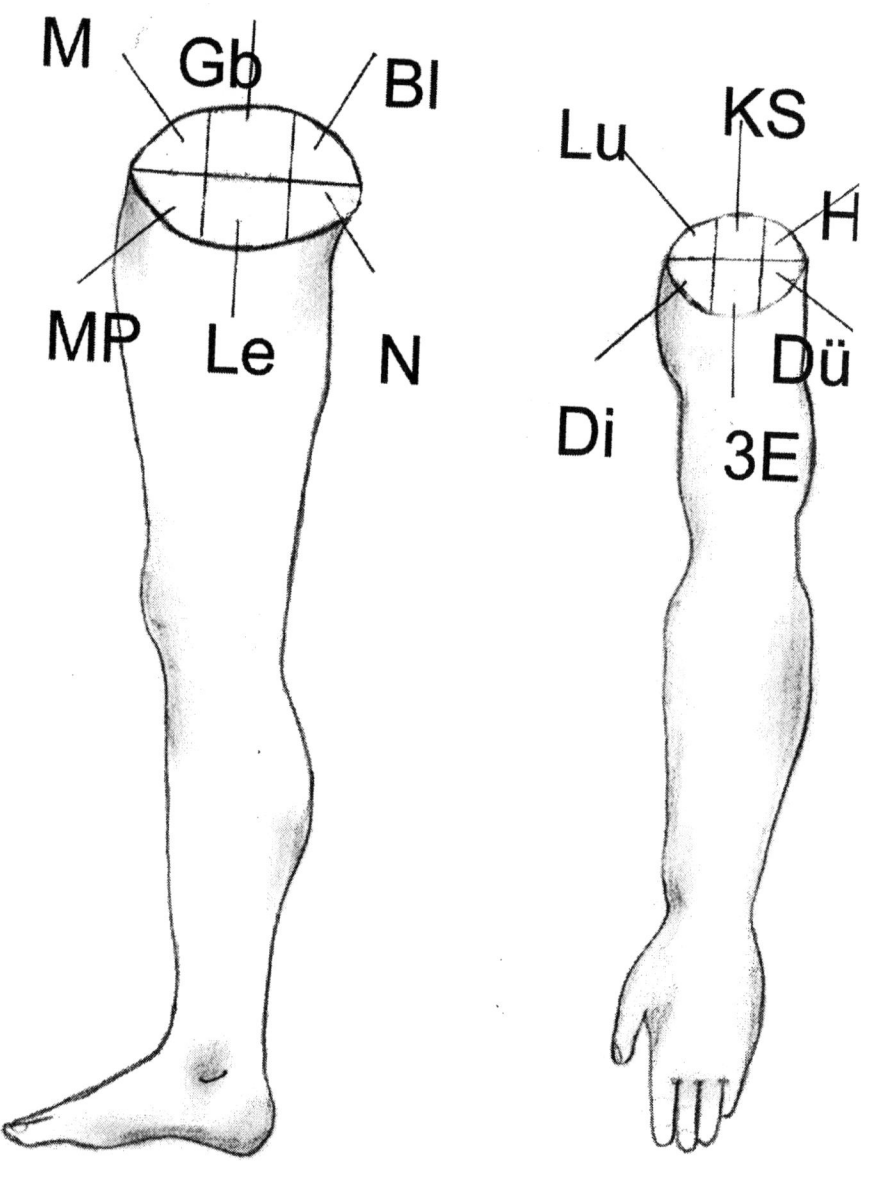

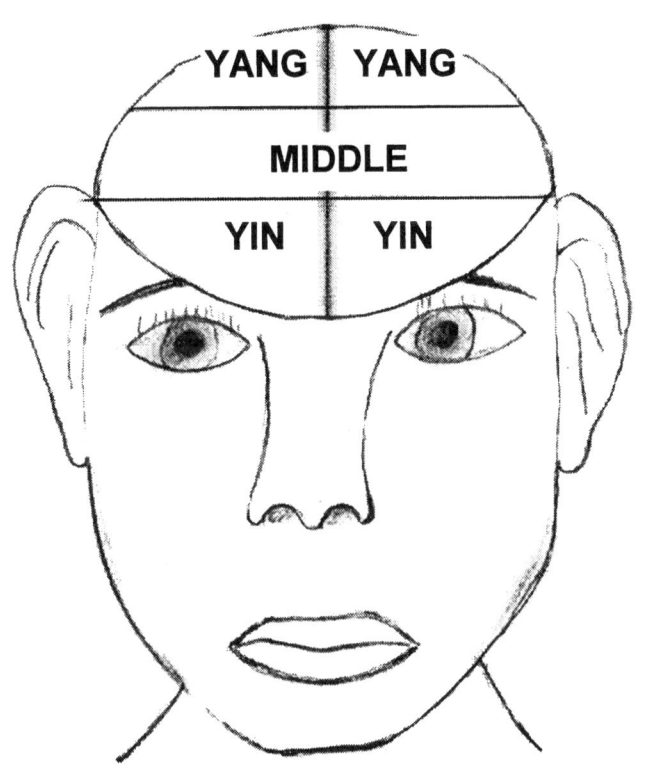

Die Meridiane tragen Namen, die auf ihre besonderen Funktionen hinweisen.

Die YangMeridiane	**Die Yin Meridiane**
Dickdarm (DI)	Lunge (LU)
Magen (M)	MilzPankreas (MP)
Dreifacher	Kreislauf/Sexualität
Erwärmer(3E)	(KS)
Gallenblase (GB)	Leber (LE)
Dünndarm (DÜ)	Herz (H)
Blase (BL)	Niere (N)
Direktorgefäß (DG)	Konzeptionsgefäß
	(KG)

PUNKT FÜR PUNKT

Wie schon erwähnt gibt es Akupunkturpunkte oder quasi energetische Öffnungen in der Haut und jeder Meridian besitzt einige wichtige Punkte, die ein Schüler der Akupunktur lernen sollte. Die Meridiane beginnen oder enden entweder an den Händen oder Füßen. Der jeweils andere Endpunkt ist gleichzeitig der Startpunkt für den nächsten Meridian, wie wir später noch sehen werden. Diese Punkte geben dem Heilkundigen das Mittel an die Hand, die Körperenergie mit Yang oder Yin Impulsen zu speisen, je nachdem wie es der Zustand des Patienten verlangt.

Auf dem menschlichen Körper lassen sich mehr als 800 solcher Punkte finden. Die Chinesen beschrieben 360 davon. Die anderen entdeckte man in den letzten Jahrzehnten durch verfeinerte Methodik. Der Spezialzweig der Ohrakupunktur kennt allein schon mehr als 120 Punkte.

Ein Akupunkteur benötigt 100 bis 200 Punkte, mit denen er die Hauptindikationen abdecken kann. Jeder hat seine bevorzugten persönlichen Punkte; dennoch können alle von Nutzen sein. Es gibt einige besondere Punkte, die jedermann kennen sollte. Der Anfänger mag auch mit nur sechzig von ihnen schon wundervolle Arbeit leisten. Diese Punkte sind im Anhang des Buches beschrieben.

DIE FÜNF ELEMENTE

Die chinesischen Ärzte wußten um fünf Elemente, denen sie einen spezifischen Namen gaben. Im mediterranen Raum waren diese Elemente seit den Griechen und vor allem in Bezug auf die Lehre von den Säften der Medizin bekannt. Um sich über die Therapie einer Krankheit klar zu werden, ist es nun von Bedeutung, diese Elemente ihrem Wesen nach zu verstehen. Natürlich betrifft das auch die Akupunktur. Die fünf Elemente hießen in China wie folgt

Metall -Wasser -Holz- Feuer- Erde

Anhand des weiter unten erläuterten Systems kann man verstehen, wie jedes Element von die verschiedenen anderen beeinflußt werden kann. Jedem Element sind zwei Akupunktur-Meridiane zugeordnet, dem Feuerelement jedoch vier.

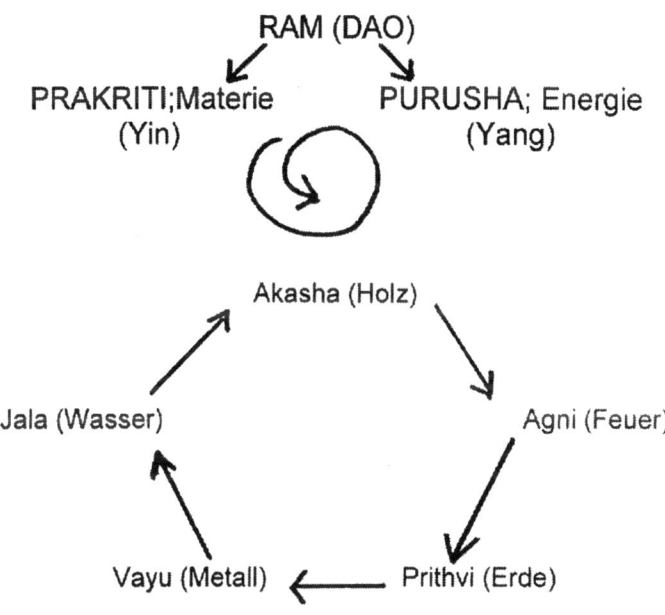

Schöpfung und Kreislauf der Elemente

Zu Holz gehören Leber und Gallenblase, zu Feuer Herz, Dünndarm, Kreislauf/ Sexualität und Dreifacher Erwärmer, zu Erde Milz und Magen und zu Wasser Niere und Blase.

Wichtig ist, daß die Elemente vielfache Vernetzungen aufweisen. Als erstes ist die Funktion der Verstärkung oder Ernährung des beeinflußten Elementes zu erwähnen. Wasser ernährt Holz, da Holz durch Wasser wächst. Holz nährt Feuer, denn Feuer braucht Holz zum Brennen. Feuer nährt Erde, denn es hinterläßt Asche, die wieder zu Erde wird. Erde nährt Metall, denn in einer sozusagen kondensierten Form erhält man von der Erde Metalle zurück. Metall nährt Wasser, da es beim Erhitzen schmilzt und wasserähnlich wird (Quecksilber).

Die zweite Funktion zwischen den Elementen ist eine Beziehung der Interaktion und der vernichtenden Aktion über das jeweilige Element. Zum Beispiel: Wasser löscht Feuer, Holz verbraucht Erde, Feuer schmilzt Metall. Erde dämmt Wasser ein und die Axt aus Metall spaltet Holz.

Als drittes gibt es die gegen das jeweilig andere Element gerichtete Wirkung. Was bedeutet das? Wasser kann Erde überwältigen, wie man zum Beispiel bei den fast jährlich stattfindenden Überschwemmungen in Bangladesh sehen kann. Metall kann in der Form einer Metallwand vor der Auswirkung des Feuers schützen. Erde kann Holz überwältigen, indem sie es zur Verrottung bringt. Feuer kann Wasser besiegen, wenn es so heiß ist, daß letzteres sich in Dampf verwandelt. Wenn Holz sehr hart ist, kann die Axt beim Versuch das Holz zu zerkleinern, springen. Die Meridiane können sich nun entsprechend in dreifältiger Weise beeinflussen.

DER KREISLAUF DER ENERGIE

Aus den oben dargelegten Beziehungen zwischen den Elementen resultiert der Kreislauf der Energie in den zwölf Meridianen. Dieser Kreislauf ist in der Weise zeitabhängig, daß die Energie in jedem Meridian zwei Stunden lang ihr Maximum hat.

Man kann nun verstehen, weshalb einige Patienten zu einer bestimmten Tageszeit eine Verstärkung ihrer Beschwerden empfinden. Der Akupunkteur muß in einem solchen Fall den entsprechenden Meridianen Energie zuführen, oder diese von ihnen ableiten. Es kommt zum Beispiel häufig vor, daß Asthmapatienten morgens zwischen 3 und 5 Uhr durch Husten und Atemnot aufwachen. Zu seiner Maximalzeit hat der Lungenmeridian nicht genug Energie, um die schon geschädigte Lunge vernünftig arbeiten zu lassen. Diese Patienten können ebenfalls abends zwischen 15 und 17 Uhr Schwierigkeiten bekommen, denn jetzt steht dem Lungenmeridian wiederum nicht genug Energie zur Verfügung, da er sich ohnehin schon in seiner Minimalzeit befindet, da Maximalund Minimalzeit um zwölf Stunden gegeneinander ersetzt sind. Dies würde bedeuten, daß man den Lungenmeridian tonifizieren muß. Die beste Zeit dafür ist die der Maximalzeit zwischen 3 und 5 Uhr morgens.

Nachfolgend sind die Maximalzeiten der Meridiane angegeben. Die sogenannte "Organuhr" in der nächsten Abbildung gibt den gleichen Sachverhalt wieder. (Im weiteren Text werden die Abkürzungen für die entsprechenden Meridiane verwendet)

H	11-13 Uhr
DÜ	13-15 Uhr
BL	15-17 Uhr
NI	17-19 Uhr
KS	19-21 Uhr
3E	21-23 Uhr
GB	23-1 Uhr
LE	1-3 Uhr
LU	3-5 Uhr
DI	5-7 Uhr
M	7-9 Uhr
MP	9-11 Uhr

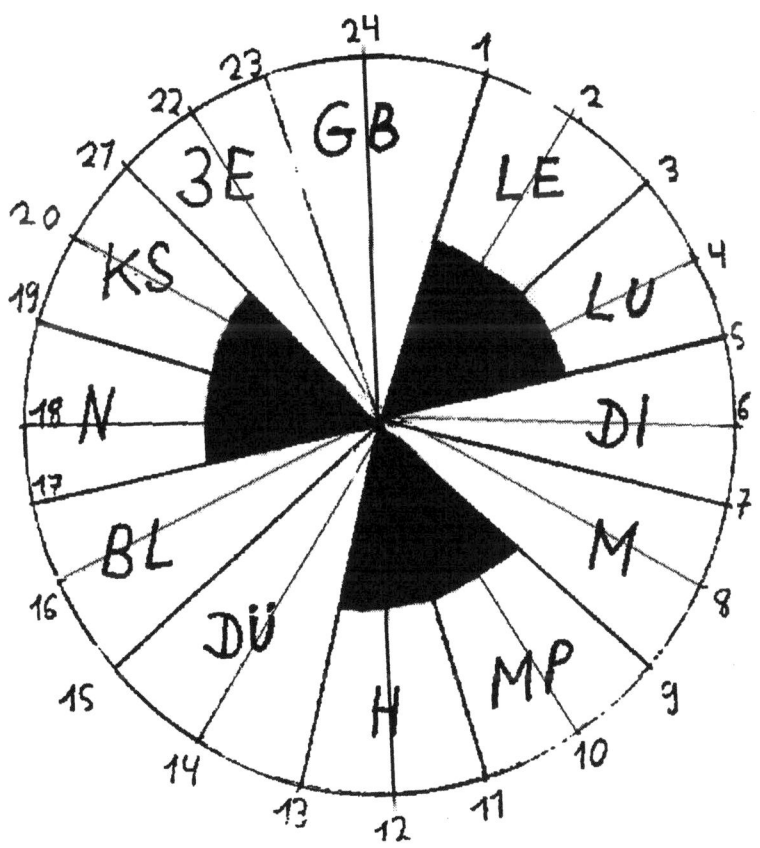

Sofern der Leser bis hierher den Ausführungen aufmerksam gefolgt ist, wird er einwenden, daß noch zwei Meridiane, nämlich DG und KG fehlen. Eigentlich ist es ganz einfach: diese haben die Aufgabe, die Energie von außerhalb aufzunehmen und sie dort hinzusenden, wo sie benötigt wird. Auch im indischen System des PatanjaliYoga gibt es dafür die ganz ähnlichen Begriffe der beiden Energieströme Ida und Pingala, die seitwärts des Zentralkanals Sushumna liegen.

Wenn man sich den Kreislauf der Energie in den nacheinander angeordneten Meridianen projiziert auf den menschlichen Körper betrachtet, wird man feststellen, daß es sich um ein wundervoll konstruiertes Bauwerk handelt, bei dem die Energie von einem Yang-Meridian an einer Hand in einen Yin-Meridian übergeht und darauf wieder zum Körperzentrum zurückkehrt. Hier fließt sie wieder über einen Yin-Meridian zu den Beinen hinunter, wechselt erneut in einen Yang-Meridian und kehrt so wieder zum Zentrum zurück. Und dieser Vorgang wiederholt sich immerzu. Ist dies nicht ein Naturwunder?

Beginnen wir mit dem Meridian der

Lunge,

einem Yin-Meridian. Er beginnt vorne an der Schulter und verläuft dann auf der Ventralseite des Armes bis hin zum Daumen. Von hier wechselt die Energie in den

Dickdarm-Meridian .

Er hat seinen Lauf von der Außenseite des Zeigefingers hinauf an der Außenseite des Armes und der Schulter entlang. Am Nacken angekommen, erreicht und endet er am gegenseitigen Nasen-flügel. Hier im Gesicht beginnt nun der

Magen-Meridian.

Sein Anfangspunkt liegt unter der Augenmitte , von wo aus sich der Meridian in einer U-förmigen Kurve bis zur Schläfe hinzieht. Auf der Wange verläuft er nun hinab zum Hals und zur Schulterregion. Er folgt dann der Mamillarlinie am Thorax und weiter lateral der Mittellinie bis zum Abdomen. Von hier aus setzt er sich ventral an der Hüfte über das laterale Knie und der äußeren Tibiakante bis zum Fußrücken hin fort. Er endet an der zweiten Zehe am äußeren Nagelwinkel. Hier wechselt die Energie von Yang über in Yin und der

Milz-Pankreas-Meridian

beginnt am medialen Nagelfalz der großen Zehe, verläuft dann an der Medialseite des Fußes und der Unter und Oberschenkel zum lateralen Abdomen. Hier wechselt er zur oberen, äußeren Brustregion, wendet sich wieder etwas nach unten lateral, um in Höhe der Axiallarlinie im sechsten Interkostalraum zu enden. Jetzt fließt der Energiestrom wieder abwärts im

Herz-Meridian,

welcher von der Achselhöhle aus an der medialen und ulnaren Seite des Armes gelegen ist und am inneren Nagelfalz des kleinen Fingers endet. Nun ist es an der Zeit daß die Energie wieder von Yin zu Yang wechselt und somit fließt sie jetzt im

Dünndarm-Meridian.

Er begint am äußeren Nagelfalz des Kleinfingers und weiter nach oben über der Dorsalseite von Arm und Schulter. Auf dieser bildet er eine Zickzacklinie, um sodann über die äußere Nackpartie zur Wange und zum Ohr zu verlaufen. Und wieder geht es abwärts:

Der Blasen-Meridian

beginnt am inneren Augenwinkel und steigt zuerst parallel zur Mittellinie über die Stirn am Schädel auf, bis er den Nacken erreicht. Dort teilt er sich in zwei Äste. Der wichtigere innere Ast verläuft ca. 1 1/2 Querfinger lateral und parallel der Mittellinie zum 4. Sakralloch, von wo er sich wieder zurück aufwärts zum 1. Sakralloch begibt. Dann geht es weiter hinab an der Dorsalseite des Beines über die Kniekehle, wo er sich wieder mit dem äußeren Ast vereinigt. Vom Knie an liegt er weiter dorsal, um dann an der Außenkante des Fußes zu verlaufen und am äußeren Nagelfalz der kleinen Zehe zu enden. Und wieder wechselt die Energie vom Yang in Yin.

Der Nieren-Meridian

beginnt an der Fußsohle und nimmt seinen Lauf an der Beininnenseite bis zum Abdomen, wo er von der Mittellinie einen Abstand von einer Halbfingerbreite hat. Im Brustbereich beträgt dieser Abstand 3 Querfinger. Der Meridian endet unter der Schlüsselbeinkuhle. Nun geht es wieder nach unten mit dem

Meridian Kreislauf/Sexualität.

Er hat seinen Startpunkt lateral der Brustwarze, durchquert die Achselhöhle und läuft an der Medialseite des Armes über die Handfläche bis zur Zeigefingerspitze. Wieder findet ein Yin/YangWechsel statt mit dem Beginn des
Dreifachen Erwärmers.

Sein Anfangspunkt liegt am äußeren Nagelfalz des Ringfingers, von wo aus der Meridian sich über die Dorsalseite des Armes und der Schulter bewegt, die Ohrmuschel umrundet und an der äußeren Begrenzung der Augenbraue endet.

Der Meridian der Gallenblase

beginnt an dem äußeren Augenwinkel, umkreist dann in seinem Lauf nach unten das Ohr, um das Hinterhaupt zu erreichen. Hier kehrt er zum in Richtung Stirn und dort erneut parallel der Mittellinie zum Nacken. Von da aus passiert er die äußere Schulterregion zur lateralen Brustwand, und geht weiter entlang des Abdomens abwärts bis zum Bein und dem Fuß. der äußere Knöchel wird umrundet bis der Meridian schließlich an der vierten Zehe endet, damit die Energie erneut von Yang nach Yin wechseln kann.

Der Leber-Meridian

strebt wieder nach oben. Er nimmt seinen Anfang an der großen Zehe, verläuft an der Innenseite von Bein und Hüfte zu den Genitalien, steigt am Abdomen am lateralen Stamm empor und endet am Thorax im sechsten Interkostalraum unter der Mamille. Endlich ist unsere Reise beendet und der Kreislauf beginnt auf ein Neues mit dem Lungen-Meridian.

Es sind natürlich noch die Beschreibungen der beiden letzten Haupt-Meridiane fällig.

Das Direktorgefäß

beginnt am Steißbein und verläuft über der Mittellinie von Rücken, Nacken und Kopf. Sein Endpunkt findet sich unter der Oberlippe. Hier wechselt die Zentralenergie von Yin in Yang und geht in den Zwillingsmeridian des

Konzeptionsgefäßes

über. Dessen Startpunkt ist liegt jedoch am Perineum. Auch dieser Meridian liegt auf der Mittellinie, diesmal jedoch auf der Ventralseite des Körpers. Er endet am Kinn unterhalb des Mundes.

Aus dem Energiekreislauf, so wie ich ihn eben besachrieben habe und aus den drei Interaktionen der 5 Elemente lassen sich die wichtigsten Akupunkturregeln ableiten.

DIE REGELN DER AKUPUNKTUR

Zuerst wollen wir uns einer Regel zuwenden namens

Mutter und Sohn

Ein Meridian ist immer jeweils die Mutter des folgenden Meridians. Dieser wird entsprechend zum Sohn des vorherigen. Zum Beispiel ist LU die Mutter von DI und BL der Sohn von DÜ. Die praktische Bedeutung in der Therapie besteht darin, daß man zur Tonifizierung eines Meridians, wecher nicht genug Energie hat auch die Mutter tonifizieren sollte, damit diese dem Sohn von ihrer eigenen Kraft (Energie) etwas abgeben kann. Will man hingegen die Energie in einem Meridian herabsetzen, so kann man auch den Mutter-Meridian sedieren, da auf diese Weise weniger Energie zum Sohn gelangt. Wie man die Energie aufbaut bzw. verringert wird später noch erläutert. Die zweite Regel ist die von

Ehefrau und Ehemann

Diese Regel steht in Verbindung mit der klassischen Puls-Diagnose, die in dieser Form ebenfalls Teil der chinesischen Heilkunde ist, und damals noch von weit größerer Bedeutung als heutzutage war. In den Händen eines langjährig erfahrenen Spezialisten mag sie aber durchaus reproduzierbare Resultate liefern. Für den Laien ist es äußerst schwierig wenn nicht unmöglich, die diversen Pulsqualitäten auseinanderzuhalten und einzuschätzen.

Aber wir wollen uns ja eigentlich mit der Regel von Ehefrau und Ehemann befassen: Die chinesischen Ärzte stellten fest, daß sich die Meridiane an den bekannten Pulstaststellen wiederspiegeln.Es gibt dabei zwei Schichten und drei Positionen für die Pulstastung am Handgelenk.

Man unterscheidet tiefe und oberflächliche Schicht, sowie distale, proximale und mittlere Position. Die mittlere Position für die Pulstastung findet sich an der Innenseite des Handgelenkes am Ulnaköpfchen. Für unseren Zweck reicht es aus, die Lokalisation der verschiedenen Meridiane kennenzulernen, denn daraus ergibt sich die Regel von Ehefrau und Ehemann. Wir wollen mit der ersten Position, welche zugleich die distale ist beginnen.

An der rechten Hand fühlt am in der oberflächlichen Schicht den Meridian DI. In der Tiefe findet sich LU. Links liegt DÜ oberflächlich und tief H.

Die zweite Position ist die mittlere. Oberflächlich rechts ist M, in der tiefen Schicht MP. Links fühlt man GB oberflächlich und LE in der Tiefe.

In der proximalen, der dritten Position tastet man rechts oberflächlich 3E , tief KS und links an der Oberfläche BL bzw. in der tiefen Schicht N.
Wenn man die Meridiane an der linken und rechten Seite miteinander vergleicht, und zwar hinsichtlich der selben Position und selben Schicht, so ergibt sich die Regel von Ehemann und Ehefrau. Das bedeutet : Wenn man die Ehemann stimulieren

möchte, so muß man die Ehefrau sedieren, da beide in Opposition zueinander stehen, wie die Verheirateten unter den Lesern vielleicht bestätigen können. Wenn man den Meridian des Ehemanns sedieren will, so sollte die Ehefrau tonifiziert werden.

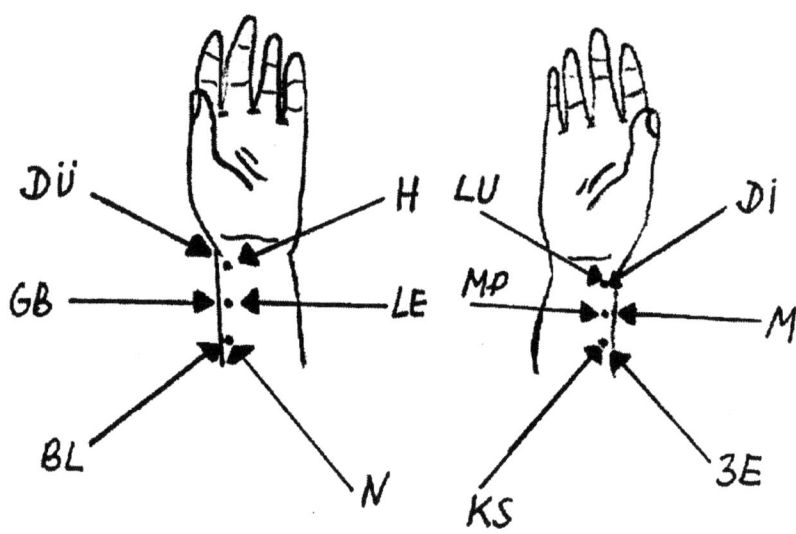

Die Gegensatzpaare von Ehefrau und Ehemann lauten:

EHEFRAU	EHEMANN
DI	DÜ
LU	H
M	GB
MP	LE
3E	BL
KS	N

Die Technik der Pulsdiagnose kann man auch heute noch von chinesischen oder auch ayurvedischen Ärzten lernen. Sie werden dann genauere Informationen über die ganze Thematik geben können, als es an dieser Stelle möglich ist.

Die Regel von Mittag und Mitternacht

Als wir über den Tageszeit abhängigen Energiekreislauf sprachen, sind wir bereits einmal auf diese Regel gestoßen: Für jene Meridiane, die hier jeweils in einem Abstand von 12 Stunden aufeinander folgen, gilt dasselbe wie für die Regel von Ehefrau und Ehemann. Wenn man zum Beispiel H (Yin) stimuliert, wird der gegenüberliegende Meridian BL (Yang) geschwächt werden. Um diese Zusammenhänge zu erkennen, hilft es, sich noch einmal die Energieuhr anzusehen.

Die Regel von Oben und Unten oder die
Yin-Yin - Yang-Yang-Regel

Wir schon berichtet, gibt es Meridiane, die entweder Yin oder Yang sind, oder auch beide Qualitäten in sich tragen. Stets überwiegt jedoch die eine oder andere von beiden. Um diese Aufteilung zu verstehen, hilft es, sich nochmals den Bauern vorzustellen, der im Feld gebückt arbeitet. Die Sonne scheint auf seinen Rücken. Seine Arme und Beine zeigen nach unten. Durch die Extremitäten ist nun ein imaginärer längsverlaufender Schnitt zu legen, welcher jeweils einen Arm und ein Bein in zwei Teile trennt, einen linken und einen rechten.

Man muß sich nun noch weitere Schnittführungen vorstellen, die auf den erstgenannten senkrecht stehen und so Arm und Bein in drei weitere Ebenen teilen, in einen vorderen, einen mittleren und einen hinteren Abschnitt. Damit gibt es im ganzen sechs Aufteilungen an Arm und Bein, welche an der Stärke des Lichteinfalls unterschieden werden, den sie durch die hinter dem Rücken des Bauern scheinende Sonne erhalten. Anschaulicher wird es durch das bereits vorgestellte Bild.

In jedem dieser sechs longitudinalen Streifen verläuft nun ein Meridian. Jeweils der an gleicher Position liegende von Arm und Bein sind miteinander verbunden entsprechend der Regel von Oben und Unten:

Außen und ganz hinten an Arm und Bein befinden sich DÜ und BL, Yang-Meridiane,

innen und hinten H und N, welche beide Yin-Eigenschaften haben.

Innen und im mittleren Teil treffen wir auf KS und LE, Yin-Meridiane. Außen und mittig auf 3E und GB, welche Yang sind.

Der innen und vorn liegende Teil gehört zu LU und MP (Yin), während die äußeren vorderen Streifen von den Yang-Meridianen DI und M besetzt sind.

Der außen vorn liegende Teil hat weniger Yang als der mittlere, der mittlere weist wiederum weniger davon auf, als der hintere und innen ist es genau umgekehrt.

Der vordere Teil hat mehr Yin als der mittlere und dieser mehr als der hintere. Dies ist alles in allem die Regel von Oben und Unten. Therapeutisch angewandt besagt sie, daß bei lokalen Beschwerden in einem Streifen des Armes zum Beispiel der entsprechende Streifen an der unteren Extremität mittels eines auf jenem Meridian liegenden besonderen Punktes mitzu-behandeln ist.

Es folgt **die Innen-Außen-Regel oder Yin-Yang-Regel.**

Sie wird ebenfalls aus dieser Darstellung der in den Körperstreifen verlaufenden Meridiane abgeleitet: Meridiane, die an Arm oder Bein in den gleichen mittleren, vorderen oder hinteren Anteilen verlaufen, stehen miteinander in einer Beziehung. Dadurch erhält man sechs Paare:

H und DÜ	(hinterer Armbereich)
NI und BL	(hinterer Beinbereich)
KS und 3E	(mittlerer Armbereich)
LE und GB	(mittlerer Beinbereich)
LU und DI	(vorderer Armbereich)
MP und M	(vorderer Beinbereich)

Die Regel besagt, daß bei Beschwerden bei Schmerz oder Krankheit im Verlauf eines Meridians, auch ein Punkt auf dem paarigen Meridian zur Therapie verwendet werden soll.

DIE FÜNF SCHRITTE ZUM ERFOLG

Der erste Schritt: Den richtigen Meridian finden.

Mit dem richtigen Meridian ist derjenige gemeint, welcher in seiner Funktion beeinträchtigt ist. Man findet ihn auf direkte Art und Weise, indem man sich den schmerzenden und geschädigten Körperteil ansieht. Der Meridian, welcher sich an dieser Stelle befindet, ist der auf den es ankommt, und muß daher zuerst behandelt werden. Bei chronischen, komplizierten oder inneren Erkrankungen findet man den betreffenden Meridian indirekt, wenn man sich die Funktionsweise des gestörten inneren Organes vor Augen hält und sich dann überlegt, welcher zugeordnete Funktionskreis in Mitleidenschaft gezogen ist.

Der zweite Schritt bezieht sich auf die Frage, wie der Patient denn erkranken konnte, ob seine Beschwerden durch Kälte oder Hitze bzw. Feuchtigkeit, Trockenheit oder Wind hervorgerufen wurden.

Äußere Faktoren:
Kälte kann N und Bl beeinträchtigen, Feuchtigkeit MP oder M, Hitze H oder DÜ, Trockenheit LU oder DI und Wind kann zur Schädigung von LE oder GB führen.

Innere Faktoren:
Man teilt hier ein in Angst, Sorge, Freude, Traurigkeit und Ärger. Angst stört N und BL, Sorgen MP und M, Freude H und DÜ, Traurigkeit LU und DI, und Ärger beeinträchtigt Le oder GB.

Der dritte Schritt ist die Frage, ob der Patient oder die Krankheit vom Typus der Leere oder Fülle sind. Leere muß mit Nahpunkten und geringer Stimulation behandelt werden, während die Füllekrankheit über Fernpunkte und mit intensiver Stimulation derselben therapiert wird.

Der vierte Schritt: Jetzt fragt man sich, welche Punkte auf dem betreffenden Meridianen die wirksamsten sind Zu diesem Zweck muß man all die Akupunkturregeln, die oben erwähnt wurden, berücksichtigen. Es ist aber auch zu bedenken, daß ein zu empfehlender Punkt verschiedene und mehrfache Wirkungen haben kann. Wenn es einem also gelingt, die Wirkungen bestimmter Punkte miteinander zu kombinieren, kann man mit wenigen Nadeln Hervorragendes leisten.

Der fünfte Schritt. Nunmehr geht es darum, welche Art von Stimulation anzuwenden ist; und dies richtet sich wiederum nach der Ursache der Krankheit und der Konstitution des Patienten. Wenn die Krankheit durch Kälte, Feuchtigkeit oder Wind entstanden ist, oder der Patient oder die Symptome Zeichen der Leere tragen, dann sollte die Stimulation mit Nadeln, Hitze, Wärmetherapie oder Schröpfen durchgeführt werden. Wenn es sich um eine Fülle-Krankheit handelt, wenn die Ursache sind übermäßiger Hitze oder Einwirkung von Trockenheit zu suchen ist, oder der Patient ein Fülle-Typ ist, dann kann man gut mit Nadeln und örtlichem Aderlaß arbeiten.

PUNKTKATEGORIEN

Von den mehr als 700 Punkten gibt es ein paar herausragende Punktkategorien, welche äußerst nützlich in der Anwendung sind. Sie sollte man genau kennen, um in der Kunst der Akupunktur voranzuschreiten:

Tonifikationspunkte

Jeder Meridian besitzt einen Tonifikationspunkt, über den er besser als über andere Punkte angeregt werden kann. Diese Wirkung kann man verstärken,

indem man eine goldene Nadel verwendet,

indem man die Nadel im beim Einstich im Uhrzeigersinn dreht oder

sie schnell herauszieht oder

Moxa (Kraut von Artemisia vulgaris) einsetzt

bzw. die Nadel mit dem Feuerzeug etwas erwärmt.

Sedierungspunkte

Jeder Meridianhat einen Punkt, mit dem seine Energie besser als mit anderen Punkten geschwächt werden kann. Zusätzlich kann man

eine Silbernadel verwenden oder

die Nadel beim Einstich entgegen dem Uhrzeigersinn drehen oder

sie langsam herausziehen.

Zustimmungspunkte

Für jeden Meridian existiert ein Zustimmungspunkt, der sich immer auf dem Blasenmeridian parallel zur Wirbelsäule befindet. Wie man diese Punkte durch Ausmessen findet, wird später noch beschrieben. Die Zustimmungspunkte nimmt man meistens für chronische Krankheiten. Außerdem entsprechen sie in der Regel den Versorgungsgebieten der segmentalen Innervation.

Quellpunkte

Die Quellpunkte werden gerne in Kombination mit den Zustimmungspunkten oder den Tonifikations bzw. Sedationspunkten eingesetzt. Sie wirken wie Katalysatoren für diese drei Punktkategorien und sind daher sehr wichtig, weil sie die Wirkung verfielfachen. Natürlich kann man sie auch allein verwenden.

Durchgangspunkte

Die Durchgangspunkte sind wie Schleusen zwischen zwei Meridianen, die im Energiekreislauf aufeinander folgen. Ähnlich verhält es sich ja auch mit den Quellpunkten. LE und GB sind z.B. solch interaktive Meridiane. LE ist Yin, GB Yang. Durch Verwendung der Durchgangspunkte erreicht man einen Energieausgleich zwischen beiden Meridianen, ganz gleich ob einer mehr oder weniger davon als der andere hat. Auf diese Weise kann man die Zahl der Nadeln verringern, da man nicht einen Meridian sedieren und den anderen tonifizieren muß. Man braucht nur die Nadel am Durchgangspunkt.

Alarmpunkte

Die Alarmpunkte befinden sich entweder auf dem Konzeptionsgefäß oder dem eigentlichen Meridian. Sie kan man bei akuten Erkrankungen geben. Auch sind sie spontan schmerzhaft, wenn der entsprechende Meridian beeinträchtigt ist.

Kardinalpunkte

Diese sollten nur von erfahrenen Akupunkteuren verwendet werden, da sie große Mengen Energie in kurzer Zeit umwandeln können. Sie sind wie Schleusenwarte, die mit großer Vorsicht zu behandeln sind, damit keine Flut oder Dürre in an sich gesunden Kanälen (Meridianen) hervorgerufen wird.

Vereinigungspunkte

Dieses sind Kreuzungspunkte mehrerer Meridiane. Auch durch sie kann man sich viele Nadeln sparen.

Besonders wenn sie spontan schmerzhaft sind, sollte man sie in sein Programm aufnehmen.

Untere Punkte

Nur die YangMeridiane verfügen über solche Punkte; also M, DI, Dü, BL, GB und 3E. Die unteren Punkte befinden sich, wie der Name schon sagt, an den Beinen und werden auch für akute Erkrankungen verwendet.

Verzeichnis der Punktkategorien

Meridian	Tonifikation	Sedierung	Zustimung	Quell	Passage	Alarm	Cardinal	Unterer Punkt
LU	LU 9	LU 5	BL 13	LU 9	LU 7	LU 1	LU 7	
DI	DI 11	DI 2	BL 25	DI 4	DI 6	M 25		M 37
M	M 41	M 45	M 21	M 42	M 42	KG 12		M 36
MP	MP 2	MP 5	BL 20	MP 3	MP 4	LE 13	MP 4	
H	H 9	H 7	BL 15	H 7	H 5	KG 14		
DÜ	DÜ 3	DÜ 8	BL 27	DÜ 4	DÜ 7	KG 4	DÜ 3	M 39
BL	BL 67	BL 65	BL 28	BL 64	BL 58	KG 3	BL 62	BL 54
N	N 7	N 1	BL 23	N 3	N 4	GB 25	N 6	
KS	KS 9	KS 7	BL 14	KS 7	KS 6	KG 17	KS 6	
3E	3E 3	3E 10	BL 22	3E 4	3E 5	KG 5	3E 5	BL 53
GB	GB 43	GB 38	BL 19	GB 40	GB 37	GB 24	GB 41	GB 34
LE	LE 9	LE 2	BL 18	LE 3	LE 6	LE 14		

Weiter sind zu nennen:

Sechs wichtige distale Punkte

DI 4   für Gesicht, Nacken und Sinnesorgane
LU 7   für Nacken und Lunge
KS 6   Für das Epigastrium und den Thorax
M 36   Für die Abdominalorgane
BL 40   für den unteren Rücken und die Urogenitalorgane
MP 6   für das Becken und den Damm

Andere Punkte mit einer ganz bestimmten Wirkung sind:

Schmerzstillend
DI 4, M 43, M 44

Tonifizierend
N6, N8, M 36, MP 6

Sedierend
LG 20, H 7, BL 62, Extra 6

Homöostase
DI 11, MP 6, M 36

Immunitätssteigernd
DI 11, LG 13, LG 14

Einflußreicher Punkt für Speicherorgane

LE 13

Einflußreicher Punkt für Hohlorgane
N 12

Respiratorisches System
N 17

Blut		BL 17
Knochen		BL 11
Knochenmark	GB 39	
Muskeln + Sehnen		GB 34
Gefäßsystem		LU 9

Die Lage all dieser Punkte wird im Anhang beschrieben.

CHINESISCHE ENTSPRECHUNGEN

Zu diagnostischen Zwecken ist es oft hilfreich, die folgenden Entsprechungen zu kennen:

Yin Organ	LE	H	MP	LU	N
Yang Organ	GB	DÜ	M	DI	BL
Farbliches Symptom der Krank heit	Grün	Rot	Gelb	Weiss	Schwarz
Schlechter durch	Wind, saure Speisen	Hitze, bittere Speisen	Feuch tigkeit süße Speisen	Trocken heit scharfe Speisen	Kälte salzige Speisen
Diät	salzig	sauer	bitter	süß	scharf
Sinnes organ	Augen	Zunge	Lippen	Nase	Ohr
Körper teil	Nägel	Gesicht	Lippen	Körper haare	Haar
betroffen	Sehnen	Blut	Muskeln	Haut	Knoch en
Gemüt	wütend	glück lich	gierig	sorgen voll	ängst lich

Auf diese Weise gibt es eine Möglichkeit, die Diagnosestellung zu verbessern und festzulegen, welche Meridiane behandelt werden müssen. Auch im indischen Konzept des Ayurveda gibt es ähnliche Entsprechungen.

AUF DEN PUNKT GENAU

A. Die Abtastmethode

Entweder sind die Punkte von selbst schon sehr berührungs-empfindlich, wenn der Patient krank ist und ein Mangel oder Überschuß an Energie in dem Meridian herrscht, auf dem der Punkt liegt. Beim Abtasten mit der Fingerkuppe stellt man fest, daß diese Punkte entweder etwas eingefallen oder erhaben wie ein kleiner Hügel im Vergleich zu der sie umgebenden Haut sind.

B. Die Meßmethode

Wenn man die Meßmethode und die Berechnung im chinesischen Maß "Cun" beherrscht, kann man die Punkte leicht finden, indem man sich an bestimmten Knochenstrukturen oder an anderen anatomischen Merkmalen orientiert. "Cun" ist eine individuelle Maßeinheit. 1 Cun mißt eine Daumenbreite oder die Länge des Zeigefingermittelgliedes des jeweiligen Patienten. In der Akupunktur werden die Maße in der Regel in "Cun" angegeben. Zu diesem Zweck kann man sich auch ein sogenanntes Cunmeter bauen oder erwerben. Wie dieses aussieht, kann der nächsten Abbildung entnommen werden.

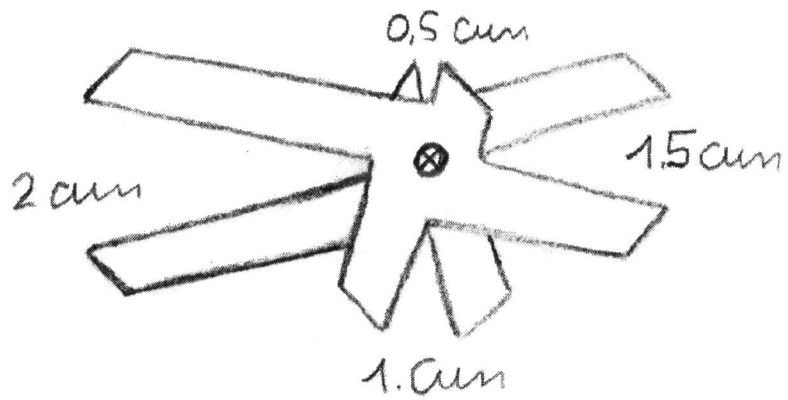

Cun-Meter

Allgemein bekannte Cun-Maßeinheiten:

1 Cun	Daumenbreite
1,5 Cun	Breite von Zeige und Ringfinger an deren Basis
2 Cun	Distanz vom ersten bis zur Hälft des vierten Fingers
3 Cun	Distanz vom zweiten bis zum fünften Finger
5 Cun	Distanz vom Bauchnabel bis Schambein.
6 Cun	Die Breite der Stirn ohne Haarbewuchs.
8 Cun	Die Strecke zwischen den beiden Brustwarzen oder vom Ende des Brustbeins bis zum Bauchnabel
9 Cun	Die Strecke von der Achselhöhle bis zur Ellenbeuge
12 Cun	Die Strecke von der Ellenbeuge bis zum Handgelenk
16 Cun	Die Strecke von der Patellamitte bis zum äußeren Knöchel
19 Cun	Die Strecke von Trochanter major bis zur Patellamitte

C. Das Bestimmen der Punkte mit elektrischen Messinstrumenten

Mit einem Gerät, welches den elektrischen Widerstand der Haut mißt, kann man die Akupunkturpunkte finden, da sie alle einen geringeren Hautwiderstand aufweisen. Zuerst jedoch muß man die ungefähre anatomische Lage kennen, um diese dann so auf den Millimeter genau verifizieren zu können.

THERAPIEMETHODEN

Nadeln sind die geeignetsten Instrumente bei der Akupunktur. Auf sie sollte man nie generell verzichten. Ob die Verwendung von Gold oder Silbernadeln erhebliche Vorteile hat, wird immer noch heiß und heftig diskutiert. Der Verfasser geht davon aus, daß diese Frage nicht von großer Bedeutung ist, nicht nur weil diese Materialien recht kostenträchtig sind, sondern auch deswegen, weil man Energie auch durch die Verwendung von Spezialpunkten oder mittels anderer Techniken zuführen oder ableiten kann. Wenn man rostfreie Stahlnadeln sein Eigen nennt, und die weder zu lang noch zu kurz, weder zu dick noch zu dünn sind, sondern immer eine scharfe Spitze aufweisen, verfügt man neben der unabdingbaren Intelligenz und Geduld über alles Notwendige.

Die älteste Form der Akupunktur muß seinerzeit das **Reiben oder die Massage** des schmerzhaften Gebietes gewesen sein. Diese **Akupressur** kann der Patient auch selbst durchführen. Sie hilft aber in der Regel nur für kurze Zeit und wird keine Heilung der Krankheit zuwege bringen.

Moxa oder Kauterisation können, wie schon beschrieben, mit speziellen Moxa-Zigarren, die über die betreffenden Punkte gehalten werden, ausgeführt werden. Auch kann man den Nadelkopf mit einem Feuerzeug sanft erhitzen oder Moxakraut auf dem Tellerchen von Spezialnadeln abbrennen. Durch die Erwärmung erzielt man eine intensive Tonifikation des beeinträchtigten Meridians. Kauterisation hält der Autor für ein veraltetes Verfahren, da hierbei mit einem Brenneisen bleibende Hautdefekte gesetzt werden. Kauterisation verletzt, kann Infektionen verursachen, ist brutal und kann mühelos durch normale Akupunkturnadeln ersetzt werden, wenn man mit der Kunst der Akupunktur vertraut ist.

Elektrische Stimulation der Nadeln mit dem Stift eines elektrischen Gerätes, welches eine relativ niedrige Stromintensität und eine Frequenz von bis zu 200 Hz erzeugt, kann bei akuten Krankheitsbildern und Schmerzen sowie bei Lähmungen nützlich sein, Oft sind kleine Kinder dankbare Patienten für eine solche Behandlung, da sie keinerlei Schmerzen verursacht, sofern keine Nadeln zum Einsatz kommen. Natürlich kann man auch eingestochene Nadeln über eine Miniklemme derartigem Reizstrom aussetzen.

An dieser Stelle soll auch der **Laser** nicht unerwähnt bleiben. Der Verfasser hält diesen jedoch für nicht so wirksam und dessen Wirkung für nicht so lange anhaltend wie diejenige von Nadeln. Außerdem ist er sehr kostspielig.

ZUM WOHL VON PATIENTEN UND NADELN

Der Leser möge sich bitte verinnerlichen, daß jede Nadel nach Gebrauch sterilisiert werden muß, da andernfalls schwere Infektionen beim nächsten Patienten auftreten können. Nicht nur reine Hauteiterungen, sondern auch Hepatitis und AIDS sowie andere. Zum Sterilisieren verwendet man einen Trockensterilisator bei einer Temperatur von 180 Grad Celsius über 60 Minuten. In Ländern oder Situationen, wo ein solcher Sterilisator nicht zur Verfügung steht, kann man die Nadeln auch in möglichst kalkarmem Wasser über den selben Zeitraum auskochen. Eine andere Möglichkeit ist die Dampfsterilisation in einem Autoklaven über 20 Minuten.

Strahlen- oder chemische Sterilisation sind für einen Akupunkteur meist zu aufwendig und können außerdem langfristig die Materialeigenschaften der Nadeln verändern.

Es ist dafür Sorge zu tragen, daß die Nadeln immer sauber in einem Metall- oder Glasbehälter aufbewahrt werden, welcher staubfrei verschließbar sein muß. Außerdem dürfen die Nadelspitzen nicht verbogen sein. Gegebenenfalls kann man beschädigte Spitzen auch wieder glatt und spitz schleifen.

ZUR ZEITLICHEN ABFOLGE DER BEHANDLUNG

Chronische Krankheiten sollte man ein mal wöchentlich behandeln; akute Erkrankungen jeden zweiten Tag. Natürlich muß hierbei auch die Konstitution des Patienten Berücksichtigung finden. Lähmungen kann man täglich behandeln auch wenn sie schon seit langem bestehen.

Eine Behandlung dauert in der Regel 20 bis 30 Minuten. Danach sollte sich der Patient am besten noch 15 bis 30 Minuten ausruhen. Wenn er nach der sechsten Therapie nicht positiv reagiert, hat man entweder die falschen Punkte gestochen, oder die Krankheit kann bei diesem Patienten nicht mit Akupunktur beeinflußt werden. Manchmal liegt auch ein Therapiehindernis vor, zum Beispiel wenn gleichzeitig Cortison eingenommen wird, oder ein Herdgeschehen die Wirkung blockiert. Auch wenn man den Patienten nicht immer heilen kann, ist doch in der Regel eine Besserung der Symptomatik und eine Schmerzlinderung möglich.

INDIKATIONEN UND KONTRAINDIKATIONEN

Alle Krankheiten, die auf nervale oder zirkulationsbedinge Dysregulation zurückzuführen sind, können behoben werden. Ebenso sind alle Schmerzformen und Erkrankungen, die bisher von allen anderen bekannten Verfahren nicht beeinflußt werden konnten, u.U. der Akupunktur zugänglich. Auch ist es möglich, die Akupunktur zu Anästhesiezwecken heranzuziehen. (Akupunkturanalgesie)

Kontraindiziert sind...

alle Krankheiten, die effektiver mit anderen Methoden geheilt werden können, wie z.b. Tuberkulose, Lepra oder Krebs. Während der Schwangerschaft sollte keine Akupunktur-behandlung erfolgen; es sei denn durch einen Experten, der die speziellen Indikationen in der Schwangerschaft und die Therapie eventueller Komplikationen beherrscht. Wenn bereits anato-mische Veränderungen und Zerstörungen stattgefunden haben, kann die Akupunktur diese nicht wieder beheben. (z.B. Arthrose, Polyarthritis). Zumindest aber kann bei solchen Defekten der Schmerz gelindert werden.

HINWEISE ZUR RICHTIGEN ANWENDUNG

Die Technik des Nadelstechens muß unter praktischer Anleitung erlernt werden. An gefährlichen Körperregionen sind die Nadeln in einem flachen Winkel einzusetzen. Dort wo ausreichend Fett- und Muskelgewebe vorhanden ist, ist die Nadelung im rechten Winkel statthaft.

Der Patient muß sich zur Akupunktur auch selbst auf gewisse Weise vorbereiten. Die Haut muß frei von Verunreinigungen sein. Ist das nicht der Fall, so muß sich gewaschen und eventuell mit Alkohol gereinigt werden. Beim Herausziehen der Nadeln kann es sein, daß ein paar Blutstropfen austreten. Hier hilft eine 2-minütige Kompression mit einem Mulltupfer.

ANHANG

REZEPTAKUPUNKTUR

Sicher ist deutlich geworden, daß man zuerst eine vollständige Diagnosefindung betreiben muß, sei es nach, chinesischen, ayurvedischen oder westlich-medizinischen Richtlinien, um feststellen zu können, welche Elemente in welchem Meridian oder Punkt geschwächt sind, denn dies ist trotz gleicher Diagnose bei jedem Patienten wieder anders. Es gibt für den Anfänger jedoch eine Art von "Kochrezept"-Akupunktur, um ihm den Einstieg in dieses Therapieverfahren zu erleichtern. Es handelt sich dabei um Standard-Punktkombinationen, die sich bei der Behandlung entsprechender Symptomenkomplexe bewährt haben. Sie können allerdings nie eine bestmögliche individuelle Behandlung bedeuten. Im Folgenden werden die häufigsten Krankheitsbilder und die entsprechende Punktkombination genannt.

Durchfall	MP 4, M 36, N6
Verstopfung	3E6, M 25
Fieber	LG 14, DI 4,11
Schlaflosigkeit	LG 20, H7, BL 20
Schweißausbrüche	H6, N7, DI 4
Übelkeit	KS 6, M36
Schluckauf	M 36, KS 6, BL 17
Nackenschmerzen	BL 10, LG 14, BL
(Versorgungsgebiet der	11, DÜ 3,6,LU
Meridiane DÜ+BL)	7,DI 4,BL 60
(3E+ GB)	LG 14, GB 20, 21,
	34, 39, 3E5, DI 4
Intercostalneuralgie	DI 4, 3E8, GB 40,
	intercostal (flach
	stechen)
Ischialgie, Lumbago (BL)	LG 3,4, BL 23,
	26, 54, 36, 40, 60,
	58, DI 4, Hand 1,
	12
(GB)	LG 3,4, GB 30,
	31, 34, 39, DI 4
Schulterschmerz ventral	LG 2, DI 4,,11, 14,
	15, 16, M 38
Schultermitte	3E 5,13, 14, DI 4,
	M 38
dorsal	DÜ 3, 6, 9 LG 14
Tennisellbogen	DI 4, 11, LU 5, KS
	3, H 3, 3E 5

Coxarthrose	GB 30, 34, DI 4, BL 54, 32, 36, 40, 60, M 44
Gonarthrose	M ,34, 35, 36 , 44, GB 34, BL 40, 11, 60, DI 4, Ex 31, 32
Polyarthritis	3E 5, 15, DI 4
Atemstörungen (Asthma,Bronchitis)	DI 20, BL 2, LU 6, 7, DI 4, 3E5 , KG 17, 22, BL 17, M 40, LG 14, H 7, KS 6
Grippaler Infekt Erkältung)	LG 14, 16, GB 20, LU 7, DI 4, 11, 3E 5, MP 10, Moxibustion: DI 11, KG 6, M 36, N 7, BL 12
Sinusitis	DI 4, 11, 20, M 2, 3, DÜ 18, MP 10, GB 14, BL 2, 60
Angina Pectoris	BL 15, KG 14, 17, KS 4, 6, H7
Bluthochdruck	DG, 3, 15, GB 20, DI 4, H7, M 36
niedriger Blutdruck	BL 23, KG 6, LG 11, 12, DI 10, 11, M 36, N 7
Durchblutungsstörungen in den Beinen	GB 34, St 36, LU 9, 11, H 3, DI 4

Gastritis, Ulcus ventriculi	M 34, 36, 21, 25, BL 21, LE 13, 14, KS 6,
Verwirrtheitszustände	LG 20, H 7, KS 6, BL 15, 62, Ex 6
Erregtheitszustände	Ex 6, BL 15, 62, H 5, 7, KS 6, LE 3
Drogensucht	LG 14, 20, H 7, KS 6, DI 4, 3E 5, M 36, GB 34, LE 3 Ohr-Punkt 55, 101, 100
Alkoholabhängigkeit	LG 20, KG 12, LE 3, 13, 14, H 7, KS 6, M 36, GB 34, Ohr-Punkt 55, 84, 87, 98
Nikotinsucht	LG 20, Ex 6, LG 14, H 7, KS 6 Ohr-Punkte 55, 87, 91, 101
allgemine Schwäche, Gewichtsverlust	Moxibustion: BL 20, 21, 23, LE 13, KG 12, GB 25, DI 11, St 36, N7
Kopfschmerz (GB)	GB 14, 20, 41, 3E 5, DI 4

(M)	M 8, 36, 44, DI 4, 11
(BL)	BL 2, 10, 60, 67, DÜ 3, DI 4
Schlaganfall, Lähmungen	LG 20, Ex 6, DI 4, 11, M 36, 38, BL 67, LE 3, GB 34 Schädel- Akupunktur entlang der motorischen Zone auf der Seite der Läsion.
Epilepsie, akute Anfälle	LG 26
Anfälle in Intervallen	LG 20, 26, Ex 6,1 H 7, KS 6, N61, GB 34, BL 62
schmerzhafte Regelblutung	KG 3, 4, 6, DI 4, MP 6, 10 , LE 3, M 36
Schmerzbehandlung während der Geburt	LG 20, 2, 6, M 29. KG 3, GB 21, DI 4, H 7, MP 6, LE 3, M 36, BL 67, Ex "Neima"
Hauterkrankungen	LG 14, MP 6, 10, DI 4, 11, LU 9
Ohnmacht, Kollaps	LG 26, KS 4, 9, H9

Harmonisierung der	BL 54, 60, DI 4, M
Hormonausschüttung	36, MP 6, LE9, KS
	5
Krämpfe	BL 2, 8, 10, GB
	20, KG 15, LG 11,
	19, 20, LE 3
Schwindel	KG 6, DÜ 5, M
	18, LG 19, GB 3,
	20, BL 2, 10,
	3E 23
Zahnschmerz	DI 1, LG 26

WIE MAN DIE REZEPTAKUPUNKTUR ANWENDET

Versuchen Sie so wenig Nadeln wie möglich zu nehmen!
Nadeln Sie nicht unbedingt alle genannten Punkte!

Man kann sie je nach übriger Symptomatik, entsprechend der eigenen bisherigen Erfahrung oder nach dem Hauptschmerzort auswählen. Bei akuten Schmerzen oder Krankheiten kann man mehr Nadeln und an Fernpunkten zum Einsatz bringen. Bei chronischen Erkrankungen sind weniger Nadeln und in der näheren Umgebung des beeinträchtigten Gebietes angezeigt, weil der Körper ja bereits geschwächt ist.

DAS ERSTE HANDWERKSZEUG

50 rostfreie Stahlnadeln

saubere Tupfer

Ein Cunmeter

Ein elektrisches Punktsuchgerät

Eine Nadelbox aus Metall oder Glas, die gut schließt

Desinfektionsflüssigkeit oder reiner Alkohol

Dieses Buch, um dasjenige nachzuschlagen, was man nicht auswendig weiß.

BESCHREIBUNG DER WICHTIGSTEN PUNKTE

Es folgt nun eine Aufstellung der wichtigsten Punkte eines jeden Meridians und der Ortsbeschreibung. Die Maßangaben erfolgen in Cun. Ein ausreichendes Wissen über die anatomischen Fachbezeichnungen ist erforderlich.

LUNGEN-MERIDIAN

LU 1   6 Cun lateral der Mittellinie und bei hängender Schulter 1 Cun unterhalb des Schlüsselbeins und 1 Cun unter LU 2

LU 5   In der Ellenbeugefalte lateral der Bizepssehne

LU 6   7 Cun proximal der Handgelenksfalte auf der Radialseite des Unterarms

LU 7   Auf der Radialseite des Unterarms am Rande des Radius, 1,5 Cun proximal der Handgelenksbeugefalte

LU11   An der Radialseite des Daumen-Nagelfalzwinkels (2 mm)

DICKDARM MERIDIAN

DI 1 An der Radialseite des ZeigefingerNagelfalzwinkels (2mm)

DI 2 An der Radialseite des ZeigefingerGrundgliedes in einer kleinen Vertiefung (lassen Sie den Pateinten eine Faust machen)

DI 4 Am höchsten Punkt des M.adductor pollicis mit abgespreiztem Daumen und Zeigefinger

DI 6 3 Cun proximal auf der UnterarmStreckseite und proximal der gegenüberliegenden palmaren Handgelenksfurche

DI 7 2 Cun proximal von DI 6

DI 11 Auf der Ellenbeugenfurche zwischen der Sehne des M. biceps und dem lateralen Epicondylus humeri (der Unterarm ist um 90 Grad angewinkelt)

DI 15 Bei abgespreiztem Oberarm in der vorderen Schultervertiefung

DI 18 3 Cun lateral des Schildknorpelvorsprungs

DI 19 Am äußeren Nasenwinkel, 0, 5 Cun lateral von LG 26

DI 20 Zwischen Nasenflügel und nasaler Oberlippenfalte

MAGENMERIDIAN

M 2   im Foramen infraorbitale

M 3   Direkt unter M 2 am unteren Nasenwinkel

M 4   0, 5 Cun lateral des Mundwinkels,direkt auf dem Lot auf die Augenbrauenmitte

M 5   An der untersten Stelle der vorderen Begrenzung des M.Masseter

M 6   Bei geschlossenem Kiefer in der Mitte des M. Masseter

M 8   0, 5 Cun von der StirnHaargrenze, 4, 5 Cun lateral der Mittellinie und 3 Cun über den Augenbrauen

M 21   2 Cun lateral der Mittellinie, 4 Cun oberhalb des Bauchnabels

M 25   2 Cun lateral des Bauchnabels

M 29   4 Cun direkt unter M 25

M 35   In der Vertiefung lateral des unteren Patellapols bei leicht gebeugtem Knie

M 36   0, 5 Cun lateral der tuberositas tibiae, 3 Cun unterhalb des Kniegelenkspalts

M 38   5 Cun unter M 36, 0,5 Cun lateral der vorderen Tibiakante

M 40   0,5 Cun lateral von M 38, 2 Cun lateral von der vorderen Tibiakante, 5 Cun unter M 36

M 44   0,5 Cun proximal der Zehenzwischenhaut zwischen zweitem und drittem Mittelfußknochen

M 45   Am lateralen Nagelfalzwinkel der zweiten Zehe

MILZPANKREASMERIDIAN

MP 1 Am inneren Nagelfalzwinkel der Großzehe

MP 2 Medial der Großzehe an der Grezne zwischen rotem und weißem Fleisch am Fuß der Grundphalanx

MP 3 Proximal vom 1. Metatarsalköpfchen an der medialen Fußseite

MP 4 In der Vertiefung distal der Basis des 1. Metatarsalknochens an der Medialseite des Fußes

MP 6 3 Cun oberhalb des inneren Knöchels hinter der hinterer Tibiakante

MP 8 3 Cun unter MP 9

MP 9 An der Innenseite des Beines in einer Vertiefunge unter dem medialen Kniegelenkspalt in Höhe der Tuberositas tibiae

MP 10 Der höchste Punkt des M. vastus medialis, 2 Cun proximal der oberen Patellakante

MP 15 4 Cun lateral vom Bauchnabel, lateral von M 25

HERZMERIDIAN

H 5   1 Cun proximal von H 7, radial der Sehne des
       M.carpi ulnaris
H 6   0,5 proximal von H 7
H 7   Auf der inneren Handgelenksfurche, radial der Sehne des
       M.carpi ulnaris. Man kann auch von der ulnaren
       Handgelenksseite aus nadeln, lateral der Sehne des M.
       carpi ulnaris
H 9   An der Radialseite des Nagelfalzwinkels des
       Mittelfingers

DÜNNDARMMERIDIAN

DÜ 1 Am äußeren KleinfingerNagelfalzwinkel

DÜ 3 An der ulnaren Handkante bei Faustbildung am ulnaren
      Ende der Haupthandgelenksfalte
      Dieser Punkte befindet sich proximal des
      Metakarpalköpfchens in Richtung Ulna

DÜ 4 Am ulnaren Handrücken. zwischen dem
      Kleinfingergrundglied und Os hamatum in einer kleinen
      Vertiefung

DÜ 6 In der Vertiefung an der Radialseite des Processus
      styloideus

DÜ 7 5 Cun proximal der Handgelenksfurche am Handrücken
      genau zwischen DÜ 5 and DÜ 8

DÜ 8 An der Ellengelenkstreckseite in einer Vertiefung
      zwischen Olecranon und inneren Condylus humeri bei
      gebeugtem Ellengelenk

DÜ 9 Bei abgewinkeltem Oberarm 1 Cun über der dorsalen
      Achselfalte

DÜ 18 Distal vom Arcus zygomaticus ,direkt unter dem äußeren
      Augenwinkel

BLASENMERIDIAN

BL 2   Am medialen Ende der Augenbraue direkt über dem
        inneren Augenwinkel

BL 10   1, 75 Cun lateral von LG 15

BL 13   1,5 Cun lateral der Unterkante des Dornfortsatzes von
        BWK 3

BL 14   1,5 Cun lateral der Unterkante des Dornfortsatzes von
        BWK 4

BL 15   1,5 Cun lateral to the der Unterkante des Dornfortsatzes
        von BWK 5

BL 16   1,5 Cun lateral der Unterkante des Dornfortsatzes von
        BWK 6

BL 17   1,5 Cun lateral der Unterkante des Dornfortsatzes von
        BWK 3

BL18   1,5 Cun lateral der Unterkante des Dornfortsatzes von
        BWK 9

BL 19   1,5 Cun lateral der Unterkante des Dornfortsatzes von
        BWK 10

BL 20   1,5 Cun lateral der Unterkante des Dornfortsatzes von
        BWK 11

BL 21   1,5 Cun lateral der Unterkante des Dornfortsatzes von
        BWK 12

BL 23   1,5 Cun lateral der Unterkante des Dornfortsatzes von
        LWK 2

BL 22   1,5 Cun lateral der Unterkante des Dornfortsatzes von
        LWK 1

BL 25 1,5 Cun lateral der Unterkante des Dornfortsatzes von LWK 4

BL 27 1,5 Cun lateral der dorsalen Mittellinie auf der Höhe des ersten Sakralloches

BL 28 1,5 Cun lateral der dorsalen Mittellinie auf der Höhe des zweiten Sakralloches

BL 40 In der Mitte der KniegelenkBeugefalte

BL 58 7 Cun über BL 60

BL 60 In der Mitte der Verbindungslinie zwischen Außenknöchel und Achillessehne

BL 62 0, 5 Cun direkt unter dem Außenknöchel

BL 67 Am lateralen Kleinzehen-Nagelfalzwinkel

NIERENMERIDIAN

N 1   Auf der Fußsohle zwischen mittlerem und vorderem
       Drittel
N 3   Genau zwischen dem erhabensten Punkt des M. Soleus
       medialis und der oberen Kante der Achillessehne
N 4   10 mm unter und hinter N 3
N 5   1 Cun unter N 3
N 6   1 Cun direkt unter dem Innenknöchel
N 7   An der vorderen Achillessehnen-Kante und
       2 Cun über dem Innenknöchel

DER MERIDIAN KREISLAUF/SEXUALITÜÄT

KS 1   1 Cun lateral der Brustwarze im vierten Interkostalraum
KS 4   Zwischen den Sehnen von M. Palmaris longus und M.
       Flexor carpi radialis, 5 Cun proximal der
       Handgelenksfalte
KS 6   Zwischen den Sehnen von M. Palmaris longus und M.
       Flexor carpi radialis, 2 Cun proximal der
       Handgelenksfalte
KS 7   Zwischen den Sehnen von M. Palmaris longus und M.
       Flexor carpi radialis auf der Handgelenksfalte
KS 9   An der Radialseite des
       Mittelfinger-Nagelfalzwinkels

DER MERIDIAN DES DREIFACHEN ERWÄRMERS

3E 1   Am inneren Ringfinger-Nagelfalzwinkel

3 F 3   Auf dem Handrücken zwischen 4. und 5.
        Metacarpalknochen proximal
        vom Metacarpophalangeal-Gelenk

3 F 4   1/2 Cun proximal von 3E 3

3 F 5   In der Mitte zwischen Ulna and Radius, 2 Cun proximal
        der dorsalen Handgelenksfalte

3 F 6   Zwischen Ulna und Radius, 3 Cun proximal vom
        Handgelenk

3 F 7   0,5 Cun lateral von 3 F 6 an der Radialseite der Ulna

3 F 8   Zwischen Ulna und Radius, 4 Cun proximal vom
        Handgelenk

3E 10   1 Cun hinter und über dem Olecranon in einer Vertiefung
        bei gebeugtem Ellengelenk

3E 14   Die am weitesten dorsal gelegene von zwei Vertiefungen,
        an der Schulter bei abgespreiztem Arm zu erkennen

3E 15   Auf der Mitte zwischen Akromionspitze und
        LG 14, 1 Cun unter GB 21.

3E 17   In der Vertiefung hinter dem Ohrläppchen und vor dem
        Processus mastoideus.

3E 21   Bei geöffnetem Mund in der Vertiefung vor dem
        Antitragus und über dem Unterkieferkondylus

GALLENBLASENMERIDIAN

GB 1   1/2 Cun lateral vom äußeren Augenwinkel

GB 2   Bei geöffnetem Mund in einer Vertiefung hinter dem
        Unterkiefer

GB 14   Auf der Stirn 1 Cun über der Augenbrauenmitte

GB 20   Zwischen den Ursprüngen von
        M.sternocleidomastoideus und M.trapezius

GB 21   Auf der Schulterhöhe zwischen
        Vertebra Prominens und dem Acromion

GB 23   Vor GB 22 im 4. Interkostalraum

GB 24   Auf der Mamillarlinie im 7.Interkostalraum

GB 25   An der Unterkante des freien Endes der
        12. Rippe

GB 26   Direkt zwischen den freien Enden der 11.und 12. Rippe
        in Höhe des Bauchnabels

GB 30   Auf der Verbindungslinie von Trochanter major zur
        Unterkante des Kreuzbeines an der Grenze des äußeren
        und mittleren Drittels dieser Strecke

GB 34   Am Treffpunkt der vorderen und unteren
        Fibulaköpfchen-Kante

GB 36   1 Cun hinter GB 34 an der hinteren Fibulabegrenzung
        und in der Mitte zwischen
        GB 34 und Außenknöchel

GB 37   An der vorderen Fibulakante, 5 Cun proximal vom
        Außenknöchel

GB 38   4 Cun über dem Außenknöchel an der vorderen
        Fibulakante

GB 39 Zwischen der hinteren Fibulakante und den Sehnen von
M.Peroneus longus und M. Peroneus brevis, 3 Cun
proximal vom Außenknöchel

GB 40 3 mm vor und unter dem Außenknöchel in einer
Vertiefung, lateral der Sehne des M. Extensor digitorum
longus

GB 41 Distal der Basis und zwischen 4. und 5. Os Metatarsale

GB 43 Zwischen 4. und 5. Zehe, 10 mm hinter der
Zehenzwischenhaut

GB 44 2 mm seitlich des äußeren Nagelfalzwinkels der 4.Zehe

LEBER MERIDIAN

LE 1   An der Lateralseite der Großzehe mittig gelegen

LE 2   Zwischen 1. und 2.Zehe, 10 mm proximal der Zehenzwischenhaut

LE 3   Zwischen 1. und 2. Metatarsalknochen,2 Cun proximal der Zehenzwischenhaut

LE 6   7 Cun über dem Innenknöchel an der hinteren Tibiakante

LE 8   Am inneren Ende der Kniegelenkbeugefalte an der vorderen Kante von M. Semimembranosus und M. Semitendinosus

LE 9   4 Cun über dem inenren Femurkondylus zwischen M. Sartorius und M. Vastus medialis

LE 13   Am freien Ende der 11. Rippe

LE 14   Auf der Maillarlinie im 6. Interkostalraum

LENKERGEFÄß

LG 4   Zwischen Dornfortsatz von LWK 2 und LWK 3

LG 6   Unter dem Dornfortsatz von BWK 11

LG 11 Unter dem Dornfortsatz von BWK 5

LG 13 Unter dem Dornfortsatz von BWK 1

LG 14 Unter dem Dornfortsatz von HWK 7
(vertebra prominens)

LG 20 Auf der Fortsetzung der Linie, welche die Ohrspitzen
miteinander verbindet und auf der Kopfmittellinie
(Scheitel), 7 Cun über dem hinteren Haaransatz und 5
Cun oberhalb des vorderen Haaransatzes

LG 26 Auf der Grenze von mittlerem und oberem Drittel der
Strecke zwischen Nase und Oberlippe

KONZEPTIONSGEFÄß

KG 3   Auf der Mittellinie, 1 Cun über der Symphyse

KG 4   Auf der Mittellinie, 3 Cun über dem Nabel

KG 6   Auf der Mittellinie, 3 Cun unter dem Nabel

KG 8   Direkt im Bauchnabel (verbotener Punkt, nur für die Moxibustion gestattet)

KG 12   Auf der Mittellinie zwischen Xyphoid und Bauchnabel, 4 Cun über dem Nabel

KG 14   Auf der Mittellinie, 6 Cun über dem Nabel

KG 17   Auf der Brustbeinmitte, zwischen den Brustwarzen, in Höhe des 4. Interkostalraumes

KG 22   In der Fossa jugularis

KG 23   Auf der Mitte zwischen Cricoid-Knorpel und Unterkante des Unterkiefers

EXTRA PUNKTE

Extra 1	Zwischen den Augenbrauen an der Nasenwurzel
Extra 6	4 Punkte, 1 Cun anterior, posterior, und lateral von LG 20
Extra 8	gegen Schlaflosigkeit zwischen 3E 17 and Extra 7, 0,5 Cun dorsal von 3 F 17
Hand 1	2 Punkte, jeder 1,5 Cun distal der dorsalen Handgelenksfalte gelegent, jeweils zwischen 1. und 2. und 3. und 4. Metakarpalknochen
Hand 12	Auf dem Handrücken zwischen 4. und 5. Metakarpalköpfchen, ein bißchen näher zum 4. hin gelegen. Hand 1 and 12 helfen insbesondere bei Ischialgien

LU

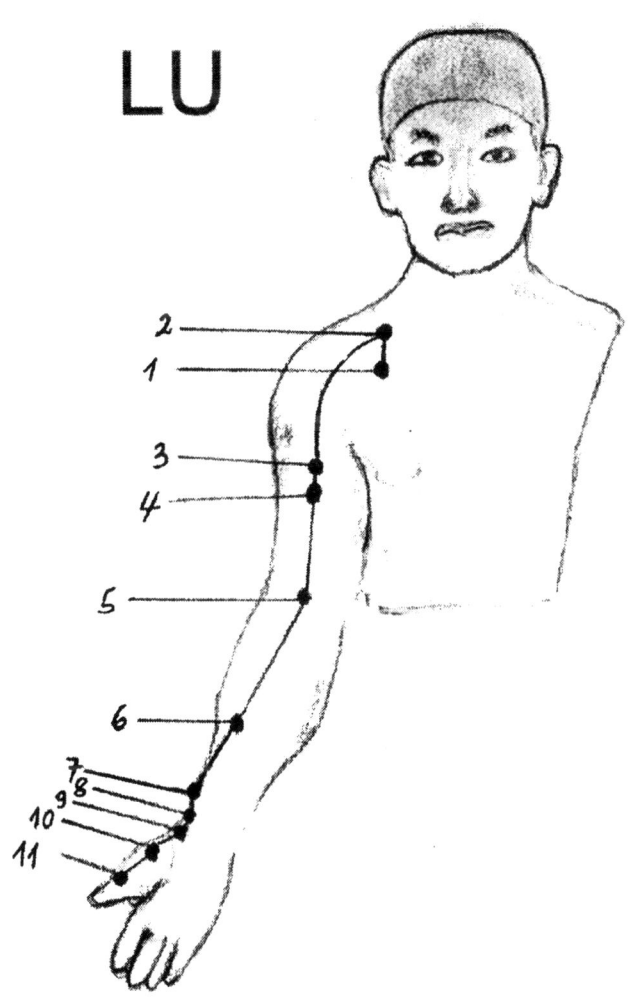

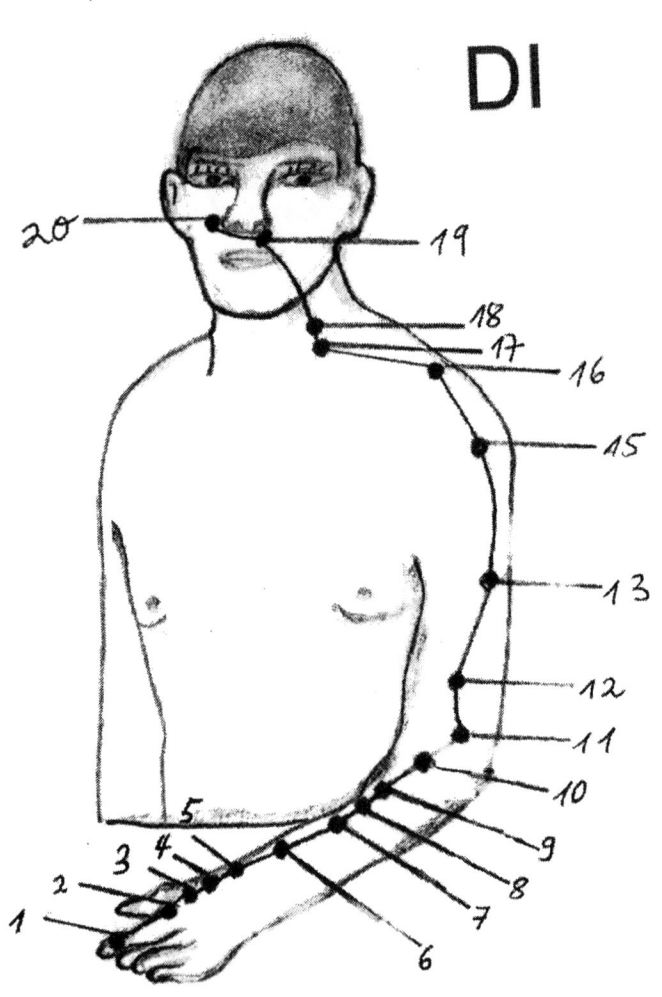

DI

20
19
18
17
16
15
13
12
11
10
9
8
7
6
5
4
3
2
1

MA

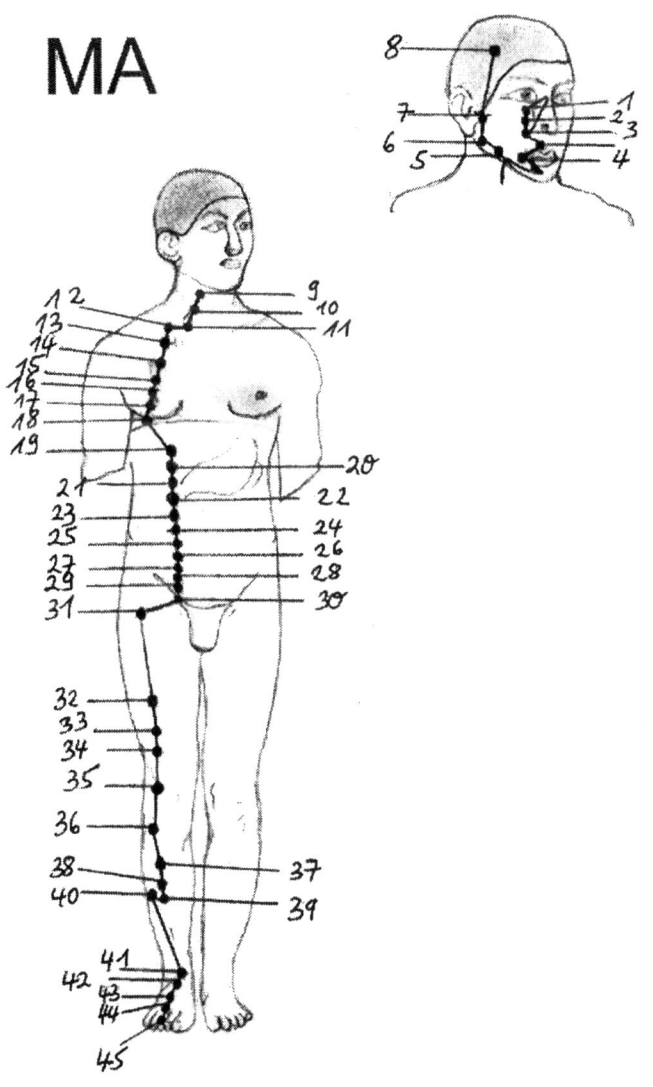

MP

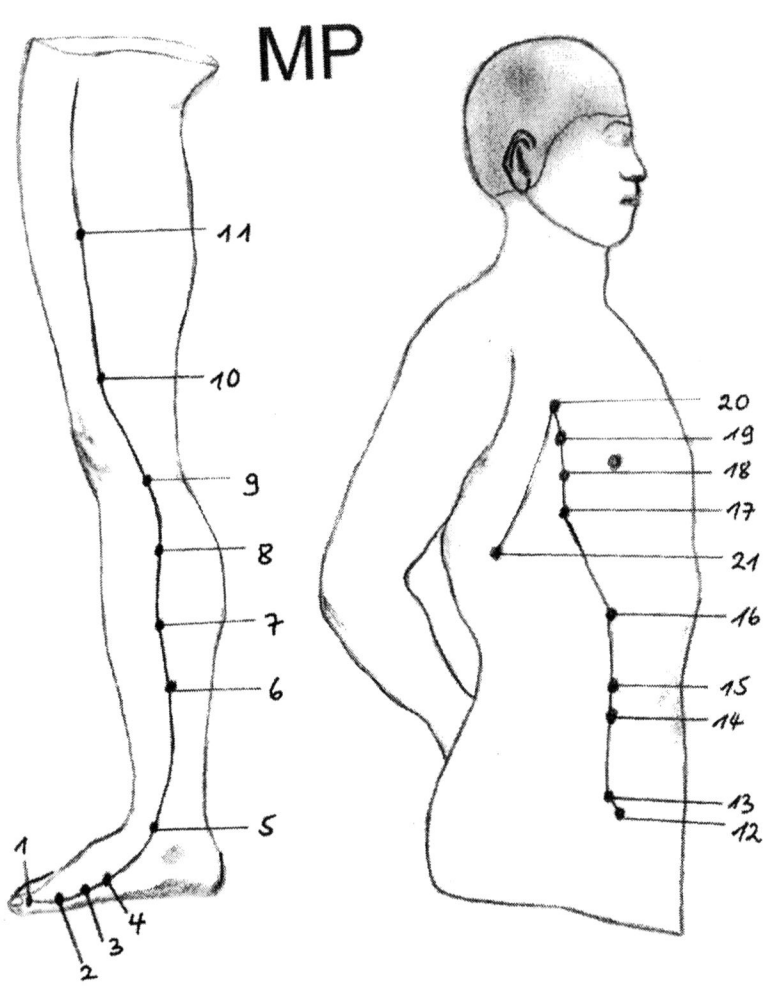

H

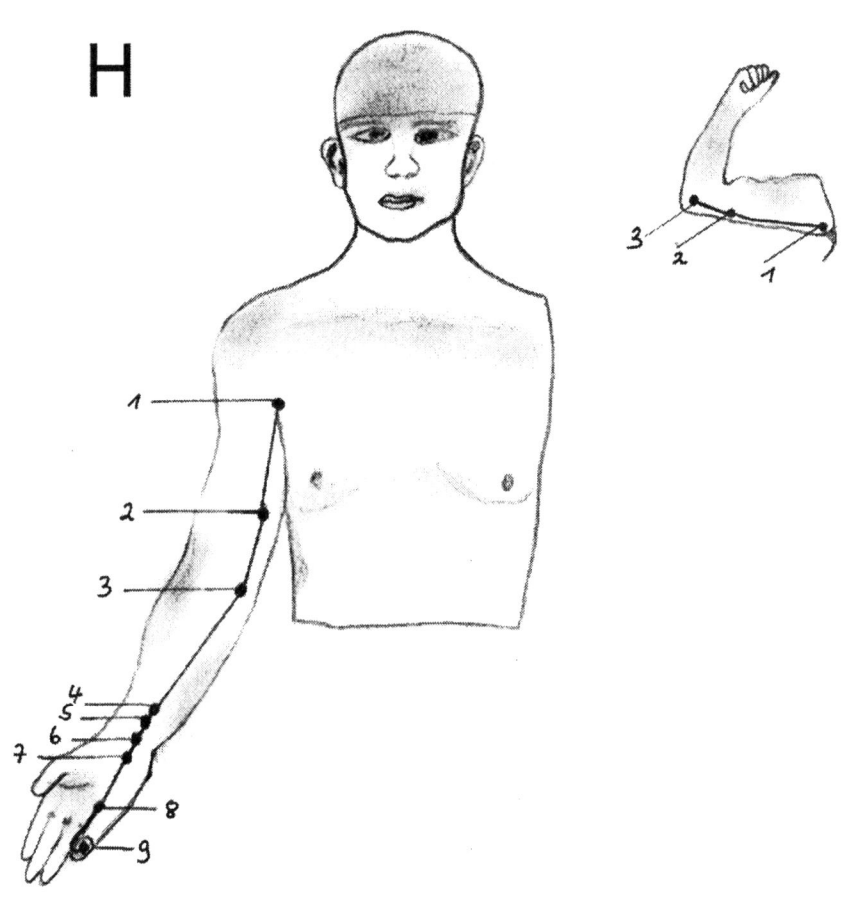

DÜ

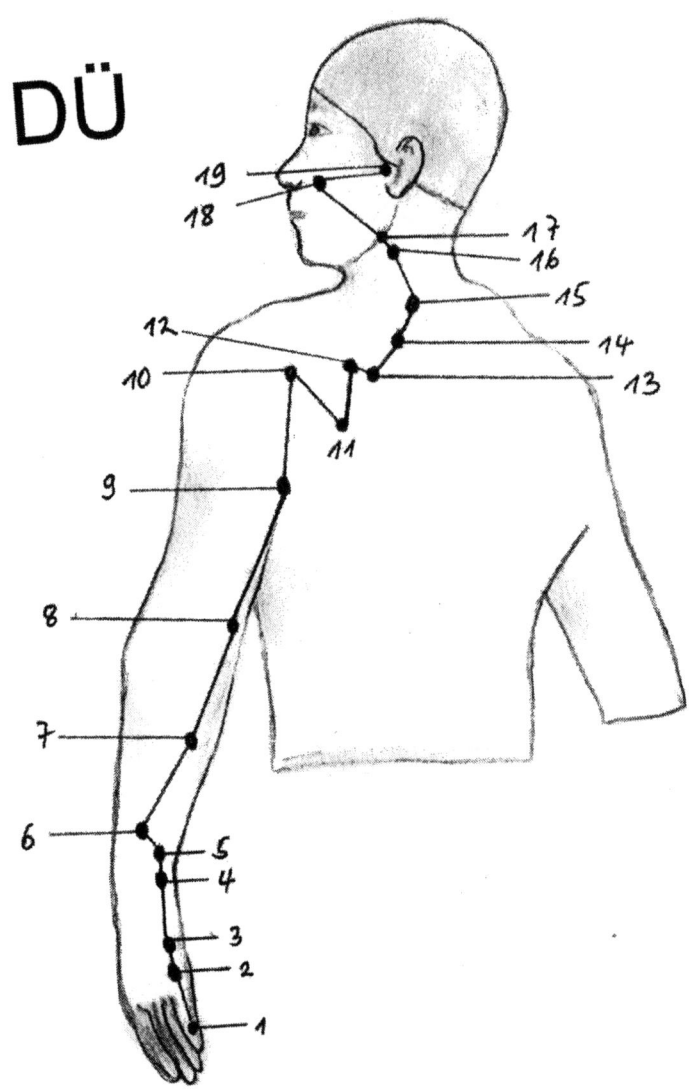

BL

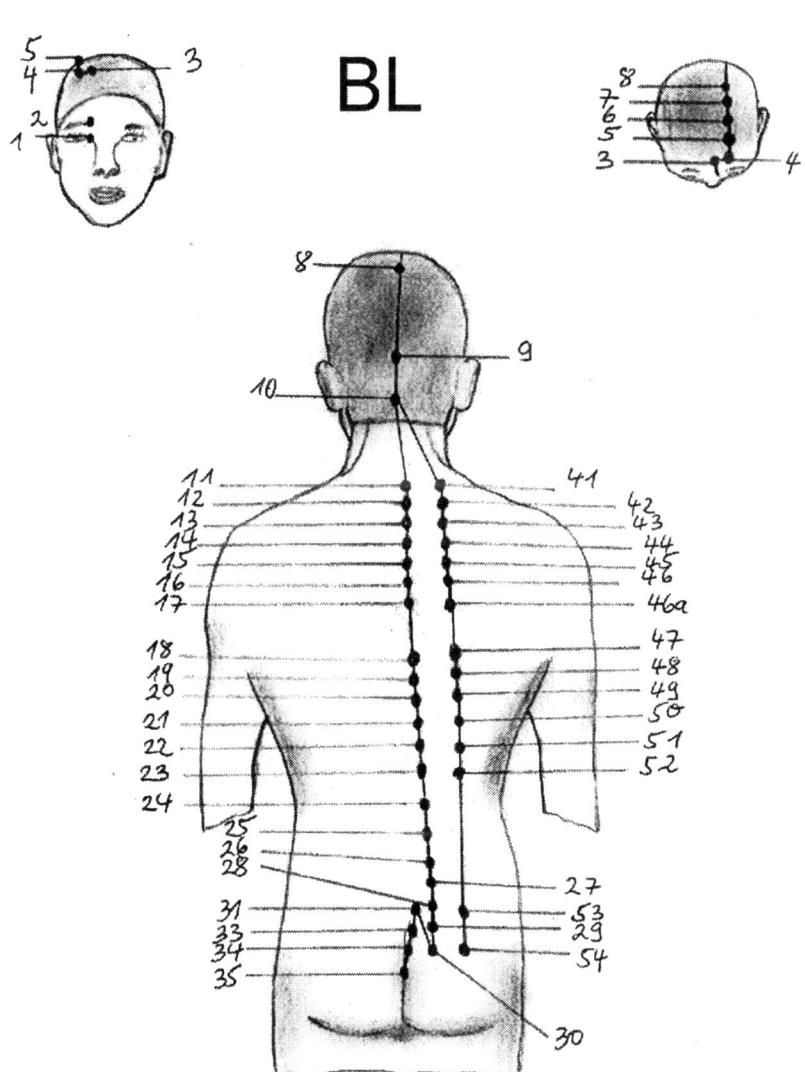

BL

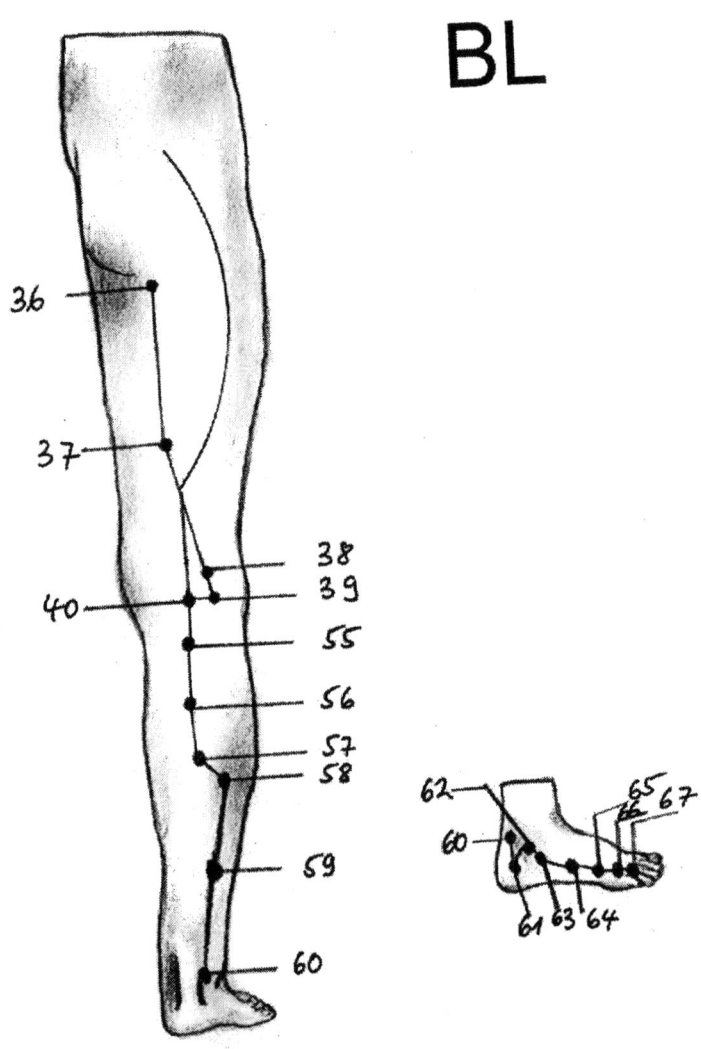

36
37
38
39
40
55
56
57
58
59
60

62
60
65
67
61 63 64

NI

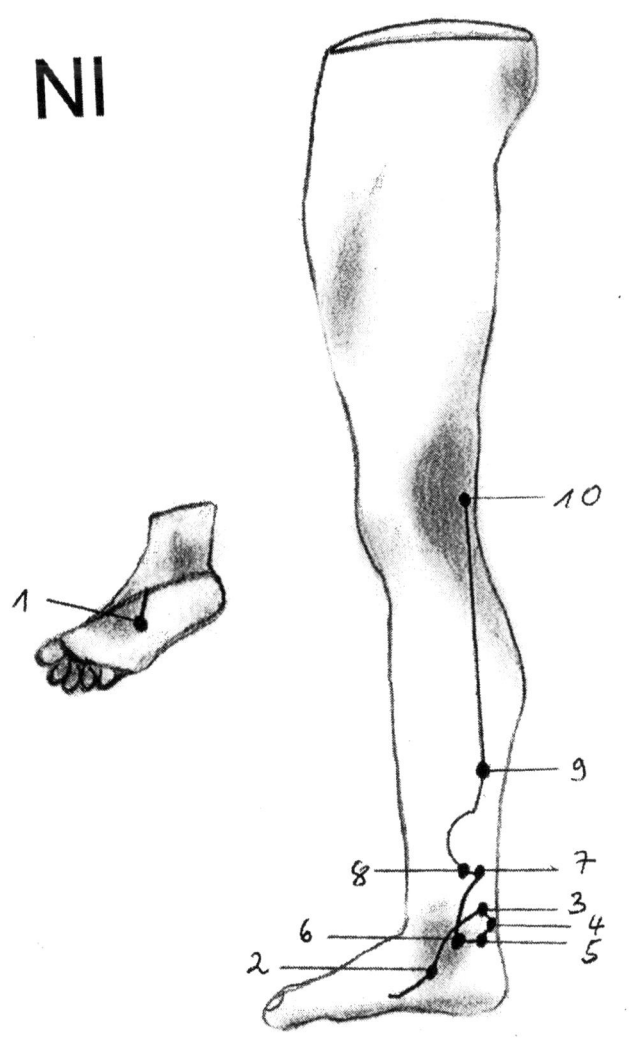

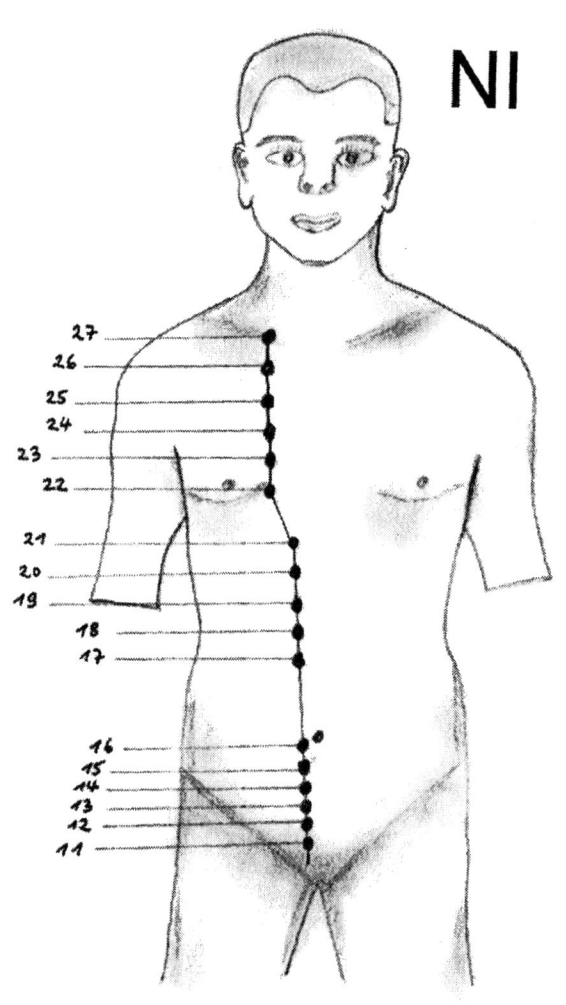

NI

27
26
25
24
23
22
21
20
19
18
17
16
15
14
13
12
11

KS

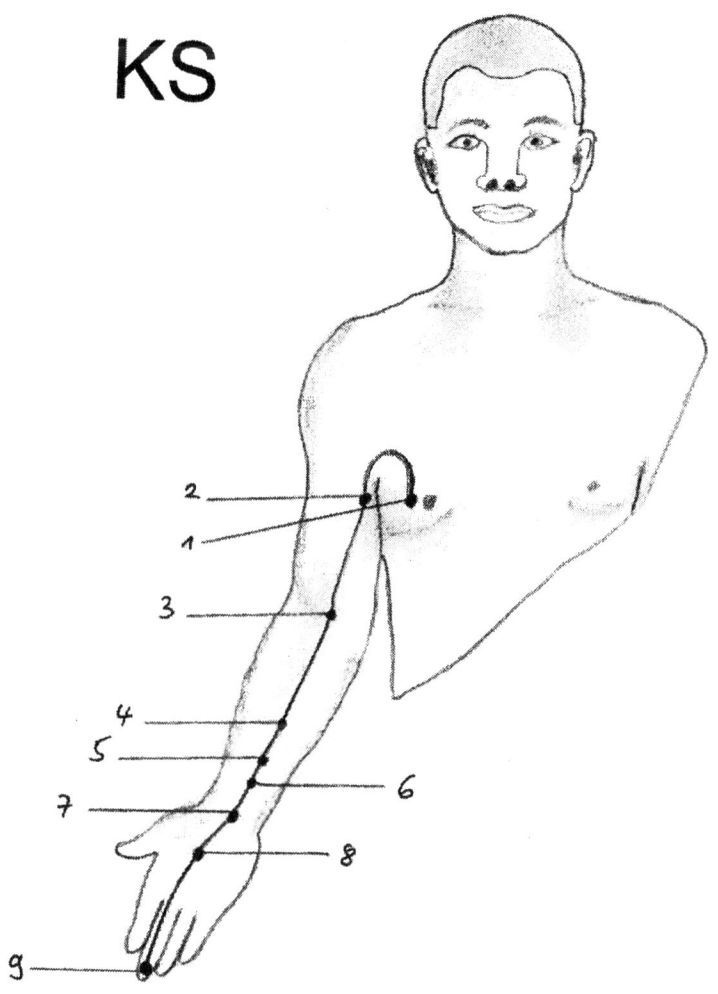

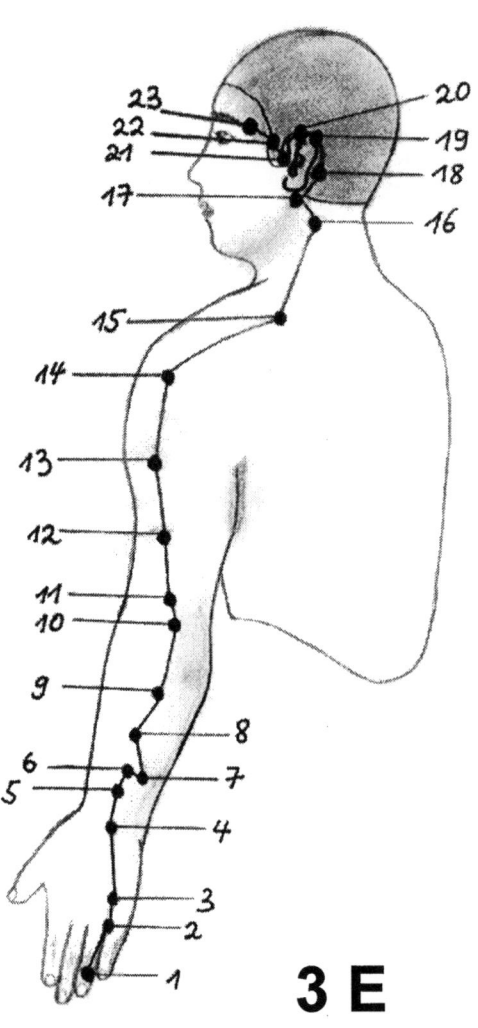

3 E

GB

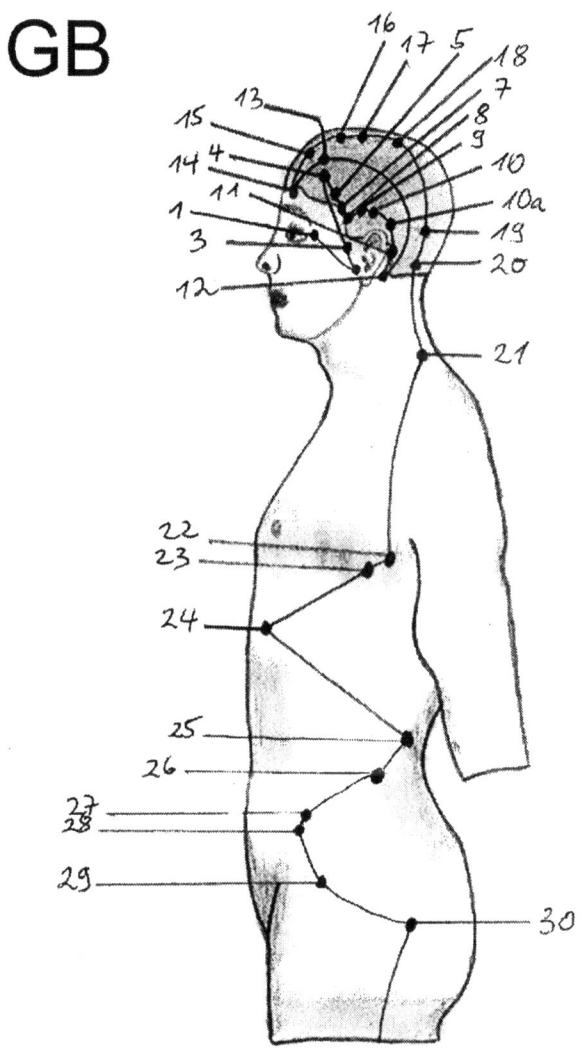

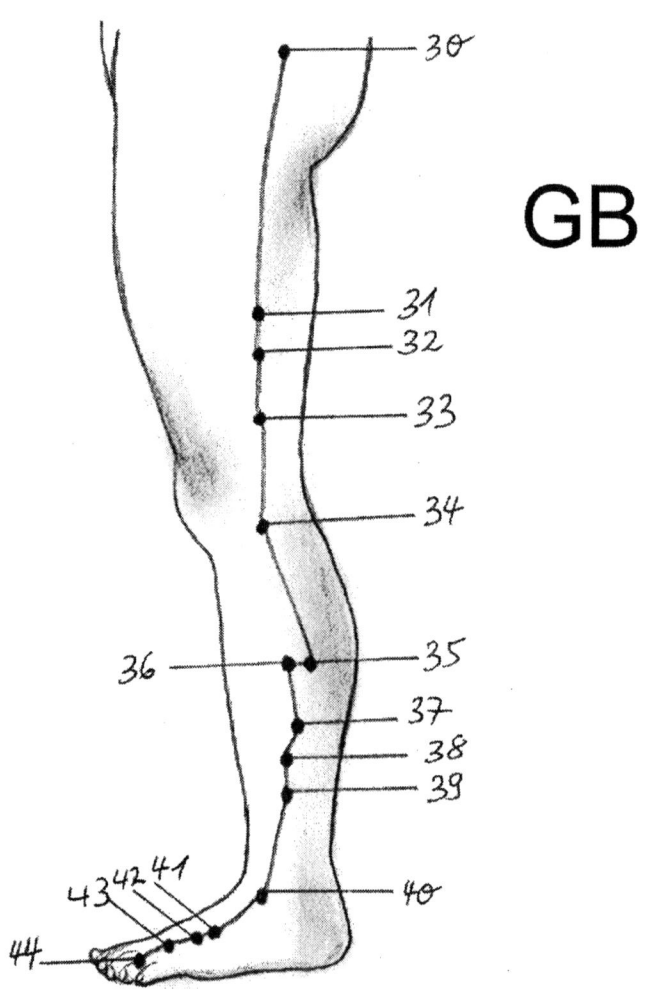

GB

LE

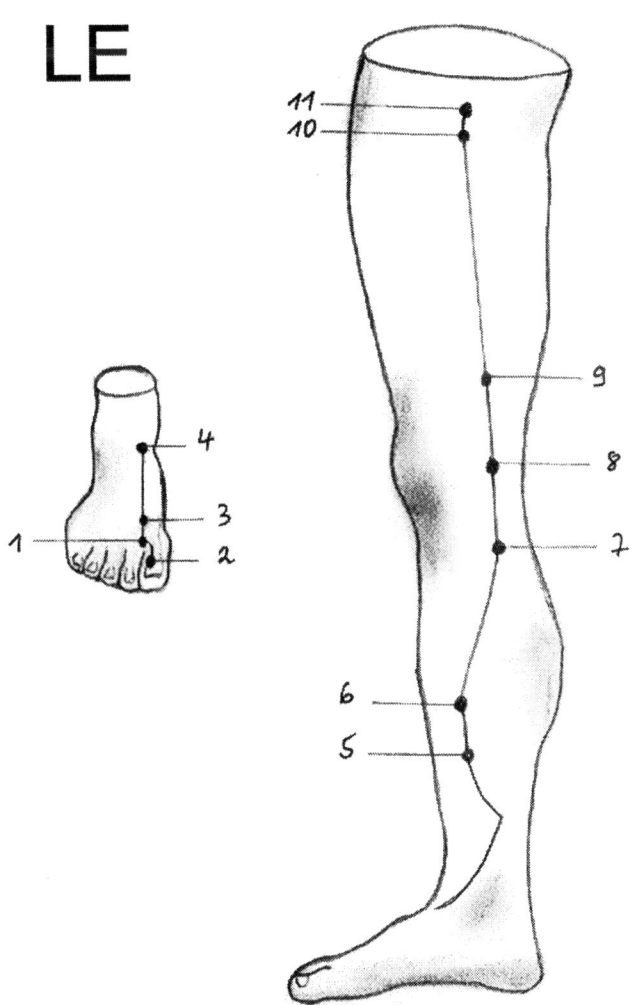

LE

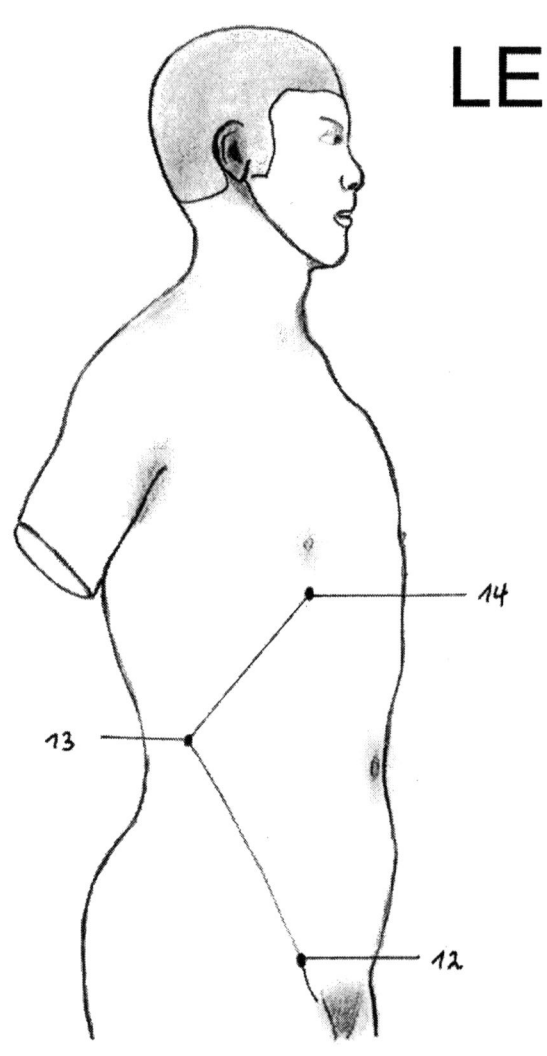

14

13

12

DG

19
20
21
22
23
24

20
19
18
17
16
15
14
13
12
11
10
9
8
7
6
5
4
3
2
1

28

25
26
27

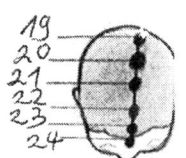

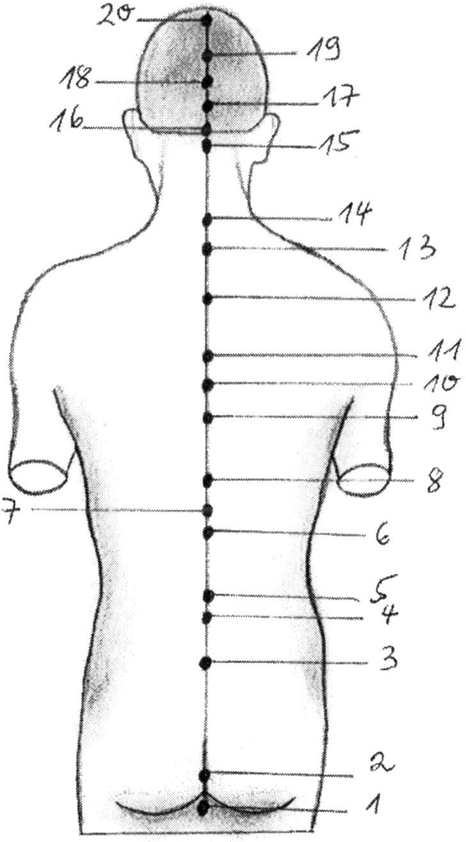

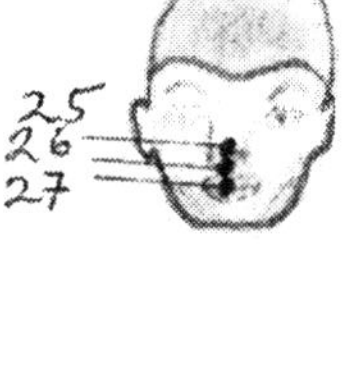

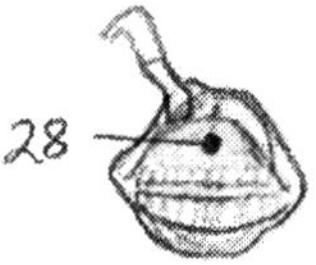

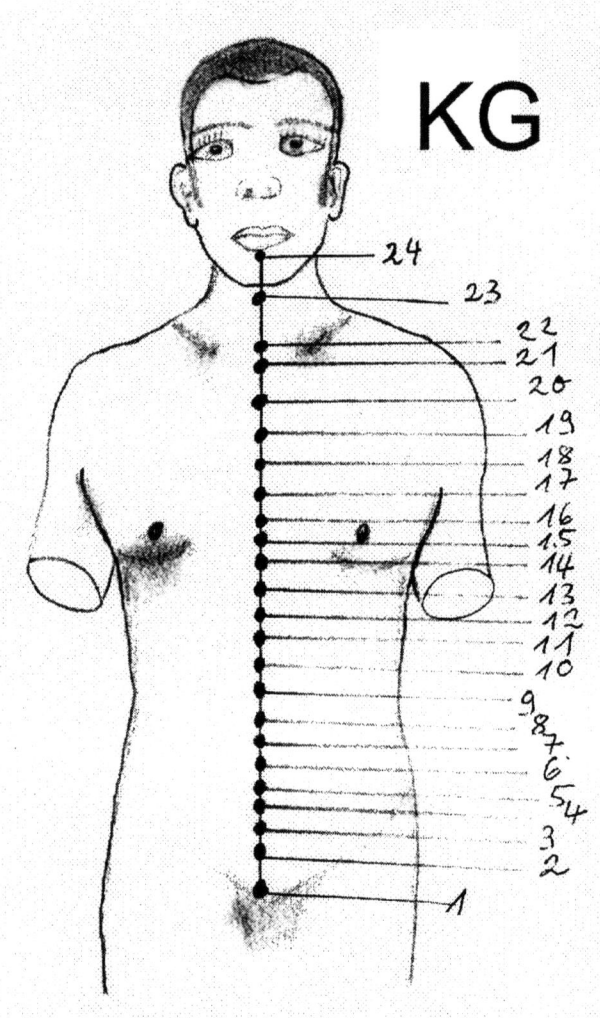

KG

AKUPUNKTUR IM VEDA UND AYURVEDA

Die Akupunktur, welche nach bisheriger Auffassung aus China stammt, hat in Wirklichkeit ihre Ursprünge in einer Zeit und in einer Kultur, die weit vor den chinesischen Herrscherepochen zu datieren ist und den damaligen indischen Subkontinent maßgeblich mit einschließt. Dies will ich versuchen, anhand einer vergleichenden Betrachtung der Philosophiesysteme Chinas und Indiens nachzuweisen. Aufgrund meiner Mitgliedschaft in der "Indian Society of Medical Acupuncturists" und jahrelanger Praxis in dieser Heilkunst auch unter der indischen Landbevölkerung sowie durch ausführliche Gespräche mit dem ehemaligen Ministerpräsidenten Rajasthans Mr.Joshi, wurde ich zum Schreiben dieses Diskurses angeregt.

Als ich seinerzeit die Akupunktur erlernte, ist es mir immer schwergefallen, die philosophischen Grundlagen zu begreifen. Dies gelang mir erst, nachdem ich mich mit der indischen Philosophie, dem Vedanta und insbesondere dem Ayurveda vertraut machte. Dabei fiel es mir wie Schuppen von den Augen, daß die medizinischen Grundlagen beider Kulturen im Wesentlichen Übereinstimmungen und Parallelen aufweisen.

Geschichte und Mythologie

Laut chinesischer Berichte gab es ca. 2000 Jahre vor unserer Zeitrechnung einen Kaiser namens Huang-Ti, der "gelbe Kaiser" genannt. Dieser ließ alle Weisen des Landes an seinen Hof rufen, um die medizinischen Wissenschaften in einem Buch niederzulegen. Von diesen Weisen wählte er den besten, Chi-Pai zu seinem Minister. Dieser bekam die Aufgabe, als Mittler zwischen dem Kaiser und den anderen Weisen zu fungieren, um alles Wissen zu sammeln. In langen Zwiegesprächen zwischen Huang-Ti und Chi-Pai wurden dann alle Heilverfahren und die ihnen zugrundeliegenden Gedanken aufgeschrieben.

Auch im Ayurveda, dem indischen Medizinsystem, welches sich hauptsächlich auf den Rig-Veda und den Atharva-Veda gründet, gibt es dieses Gründer-Duo; die Ashvinas. Nach den Standardlehrbüchern des Ayurveda erklärte Brahma diese Wissenschaft Prajapati Daksa in 100 000 Versen und 1000 Kapiteln. Von ihm lernten sie die Zwillingsgottheiten, die Ashvinas und gaben sie an Indra weiter. Indra vermittelte das Wissen Rishi Bharadwaja,und dieser wiederum Atreya. Atreya hatte 6 Schüler, einer davon war Agnivesa, der Caraka zur Caraka-Samhita (internistische Ausrichtung veranlaßte. Die beiden anderen klassische Werke sind die Susruta-Sangita (chirurgische Ausrichtung) und die Astangahridaya-Sangita (als einzige in deutscher Sprache vorliegend).

In einer Legende Susrutas wird folgendes berichtet: Einmal wollte der Opfergott Yajna ein Opfer zum Heil des Himmels ausrichten. Er hatte bereits alles wunderbar vorbereitet, als plötzlich Rudra, der Gott des Krieges, der Krankheit und des Kummers erschien und Yajna köpfte. Die anderen Götter im Himmel wußten nicht ein noch aus und so baten sie außerhalb des Himmels die Ashvinas um Hilfe. Sie waren Zwillinge und Handwerker aus der Schuhmacher-Kaste. Sie nähten Yajna den Kopf eines Elefanten, den Rudra ihnen erlegte, an und aus Dankbarkeit erhielten sie als Halbgötter einen Platz im Himmel und wurden so die ersten Ärzte. Yajna lebte hinfort als der Gott Ganesha weiter (siehe Titelbild).

Die Ashvinas werden mancherorts im Rig-Veda erwähnt. Zum Beispiel:

Ashvina no tri divyani bhesaja (RV134,6)

In der medizinischen Übersetzung des Vedentextes (und für jede Wissenschaft gibt es einen anderen Schlüssel, um die Veden aufzuschlüsseln), bedeutet dies:

Die Ashvinas können alle drei Leidensformen heilen

Hier wird auf Krankheiten, die alle drei Doshas, Vata, Pitta, Kapha beeinträchtigen können, bezug genommen. Doch dazu noch später.

Die Grundlage zu beiden Medizinsystemen wurde also jeweils durch ein miteinander kooperierendes Menschenpaar gelegt. Auf der einen Seite Huang-Ti und Chi-Pai, auf der anderen die Ashvinas.

Die Zweier-Teilung

Eine ganz wichtige Stelle in der Akupunktur nimmt die Unterscheidung zwischen den beiden Polaritäten Ying and Yang ein. Nach chinesischer Auffassung entstanden aus dem Ungeoffenbarten DAO zuerst die offenbarten Entitäten des Ying und Yang. Yang steht für Energie, Aktivität, Licht etc. Yin für Materie, Trägheit, Dunkelheit etc. Erst aus diesen beiden Bestandteilen formte sich später die Welt, sodaß alle belebte und unbelebte Natur im Kosmos aus dem Zusammenspiel dieser Dualität zu erklären ist. Anders betrachtet setzt sich jedes Ding unserer Welt aus Yin- und Yang-Teilen zusammen, von denen es mehr oder weniger haben kann. Immer jedoch ist im Yang auch ein winziger Teil von Yin enthalten und umgekehrt. (im Übrigen auch eine Parallele zu den heute aus der Computerwissenschaft bekannten Fraktalwelten) . Dieser Sachverhalt wurde durch die Yin-Yang-Monade zum Ausdruck gebracht .

Diese Dualität gibt es ebenfalls im Vedanta. Hier bewirkte der unoffenbarte Gott (Ram), als er ins Sein kommen wollte, zuerst die Schaffung von zwei in entgegengesetzter Richtung fließenden Strömen : Purusha und Prakriti, Geist und Materie, aus welchen sich die gesamte weitere Schöpfung zusammensetzt.

Die DreierTeilung

Die chinesische Medizin kennt drei Zustände oder Menschentypen, die von Krankheiten unterschiedlicher Art befallen werden können: Den Fülle-Typ, den Leere-Typ und den ausgeglichenen Zustand.

Die Akupunktur arbeitet mit diesem Konzept, indem sie Energie dort herabsetzt, wo sie zu viel ist und Akupunkturmeridiane stärkt, in denen zu wenig Energie fließt.

Im Ayurveda und Vedanta ist hier entsprechend von Sattvik, Tamas und Rajas die Rede, bezogen auf die Körpertypen spricht man von Vata, Pitta und Kapha. In den vier Veden kennen wir ebenfalls diese drei Aspekte: Der Wissende (der Rishi), der Vorgang der Erkenntnis (Devata) und das Thema des Wissens (Chandas) müssen im Gleichgewicht miteinander stehen, damit die Einheit der Schöpfung gewahrt bleibt. Solange Vata, Pitta und Kapha im Gleichgewicht sind, herrscht Gesundheit und eine Möglichkeit für die Seele den Veda zu verstehen. Ich kann leider nicht auf die ayurvedischen Begriffe näher eingehen, dazu möge man bei Interesse die empfohlenen Werke aus dem Literatur-verzeichnis zu Rate ziehen.

Natürlich erwähnt der Rig-Veda diese drei Aspekte sehr häufig:

trayah paveyo madhuvahane rathe
somasya venamanu ita vishva viduh
trayah skambhitah skabhitasa
trinaktam stri ashvina diva yatha

(RV 134,2)

Die medizinische Auslegung bedeutet uns hier, daß wir nur durch die drei Doshas in dieser Welt leben können. Indem sie in Gleichgewicht miteinander sind, können wir Gesundheit erlangen, wenn wir nach dem Rat der Ärzte (Ashvinas) handeln. Die drei Doshas stellen für alle Menschen gleichermaßen die drei verschiedenen Körperaspekte dar.

trih sobhagatvam trih uta shravansi

(RV 134,5)

Hier heißt es, daß die Ärzte den Körper erhalten, indem sie die drei vitalen Eigenschaften von Sattva, Rajas und Tamas ins Gleichgewicht bringen, egal ob der Patient vom Kapha-, Pitta- oder Vata-Typus ist.

trih parthivanidattam adabhyam
omanam shamyo mamakaya sunave
tridhata sharma vahatam shubhaspati

(RV134,6)

114

Und weiter sagt der Veda: durch solch einen medizinischen Rat bleiben wir so gesund, daß wir uns unseren Lebensunterhalt verdienen und unsere Wünsche erfüllen können. Ohne durch Schmerzen gestört zu werden, können wir uns dann auch auf uns selbst besinnen.

Kosmische Evolution und die Fünf-Elemente-Lehre

Die chinesische Medizin beschreibt dann die Schaffung von 5 Elementen aus dem Widerstreit des Yin-Yang-Prinzips heraus. Diese fünf Elemente sind in Reihenfolge: Holz, Feuer, Erde, Metall und Wasser. In dieser Reihenfolge bedingen und schaffen die Elemente einander. Holz gibt Feuer Nahrung, Aus Feuer wird Erde (Asche) aus Erde gewinnt man Metall und Metall wird im Quecksilber und beim Schmelzen zur wasserähnlichen Substanz.

Auch das Ayurveda beschreibt 5 Elemente. Das Feuer ist identisch mit Agni, die Erde mit Prithvi, das Wasser mit Jala oder Aap. Das vierte Element heißt hier Akash (Raum, Äther) und entspricht nach meinen Erkenntnissen dem Holz-Element, da beim Wachsen eines Baumes die Ätherkräfte im Sinne einer Formbildung tätig werden und aus einem Nicht-Raum (Samenkorn) ein Raum-umfassendes Wesen wird (Baum). Nicht zuletzt binden in der Akupunktur die zugeordneten Organe Leber und Gallenblase die Ätherkraft im Körper im Sinne von mächtigen Chemiewerken. Eine Baum ja holzartige Struktur weist ja auch die Leber unter dem Mikroskop auf.

Das fünfte Element heißt Vayu (Luft, Wind) und ist gleichzusetzen mit dem Metall-Element. Eine Erklärung dafür wäre der erforderliche Blasebalg beim Metallbearbeitungsprozeß, welcher nur unter Luftzufuhr möglich ist. Der medizinische Anhaltspunkt dafür ist die Zuordnung der beiden Akupunkturmeridiane Lunge und Dickdarm (zu den Meridianen später)zum Metall-Element. Die Lunge ist DAS wesentliche Luftorgan unseres Körpers. Sie führt lebensnotwendige Luft zu. Der Dickdarm als Gegenpart scheidet nicht nur unnötige Luft wieder aus (Abgase) sondern ist auch in anderen westlichen Medizinsystemen der Partner der Lunge (Haut-und Blutreinigungsfunktion). Der 5-Elemente-Kreislauf wurde bereits dargestellt.

Man kann gar nicht genug betonen, wie genau der Schöpfungszyklus der heutigen wissenschaftlichen Wirklichkeit nahekommt. Die Astronomie geht heutzutage davon aus, daß sich das Universum aus seiner Ursprungsform (Ram, Dao), welche weder in Raum noch Zeitbegriffen zu fassen ist, im Urknall in Materie und Antimaterie (Yin /Yang, Purusha/Prakriti) aufspaltete. So entstand der Weltraum (Akasha). In diesem kristallisierten sich Feuerbälle (Agni), aus denen Planeten (Prithvi) wurden. Bei der Abkühlung dieser Himmelskörper kam es zu gewaltigen Stürmen (Vayu), welche durch die Temperatur-unterschiede wiederum zu Regen und der Bildung von Ozeanen führten (Jala).

Der menschliche Körper wiederum besteht in der Tat aus diesen fünf Urelementen, die natürlich nicht mit chemischen Elementen identisch sind. 70 % unseres Körpers besteht aus **Wasser (Jala)**, aus Körperflüssigkeiten. Wenn er stirbt und beerdigt oder verbrannt wird, wird er wieder zu **Erde(Prithvi)**. Während des Lebens benötigen sämtliche Aufbau-und Umbauprozesse Körper-wärme, **Feuer(Agni)**. Nur so können die chemischen Fabriken in uns am Laufen gehalten werden. Der Jiva, die verkörperte Seele kann wiederum nicht einen Augenblick ohne **Luft(Vayu)**, ohne zu atmen, auskommen. Woraus besteht der Körper sonst noch? Eine Struktur ist erforderlich, damit jedes Organ weiß, welchen anderen Organen es zuarbeiten muß und damit unser Körper eine solche Gestalt bekommt, wie sie dann später "menschlich" genannt wird. Wie die Wissenschaft uns lehrt, besteht in Wirklichkeit mehr als 95 % aller Materie aus leerem Raum. Zwischen Elektronen , Atomkernen und den angrenzenden Atomen, aus denen auch unser Körper gemacht ist, bestehen endlose Weiten, so wie es sich auch im Kosmos mit den Sonnensystemen und Galaxien verhält. Dies ist das **Raum-Struktur-Element (Äther/Akasha)**, welches jedem geschaffenen Objekt seine Gestalt verleiht.

Diese fünf Elemente werden jeweils einzeln im Veda in so vielen Versen beschrieben. Beispielhaft möchte ich Ihnen aus der Übersetzung des deutschen Sprachkundlers Richter Teile zweier Strophen des Rig-Veda zitieren

Ich trage Mitra und Varuna, die beiden,
Ich Indra und **Agni** und die beiden Ashvin...
Ich gehe ein in **Himmel** [Akasha] und **Erde**...
Mein Schoß ist im **Wasser**, innen im Meer;...
Ich wehe wie der **Wind**.
RV 10,125

Vayu ist der Hüter des Soma [Wasser des Lebens]...
Himmel und **Erde** war ihr Wagen,
als die Sonnentochter [verkörperte Seele] zum Gatten fuhr...
und **Agni** war ihr Brautführer.
RV 10,85

Die Meridiane und die Akupunktur-Punkte

Die Akupunktur lehrt uns, daß auf sogenannten Meridianen oder Kanälen in Projektion auf der Hautoberfläche sich an bestimmten festgelegten Stellen Punkte befinden, von denen aus gestörte Körperfunktionen wieder in Ordnung gebracht werden können. Die Chinesen kennen in diesem Zusammenhang 14 Hauptmeridiane und einige Nebenmeridiane mit einigen hundert Punkten. Die Wirkung der Punkte kann je nach Situation unterschiedlich sein und je nach Art der Gesundheitsstörung ist eine andere Punktkombination anzuwenden.

Und wie kann es anders sein? Auch im Ayurveda sind Srotas und Nadis anerkannte Körperkanäle, welche durchaus nicht in sichtbarer Form vorliegen müssen, so wie es bei den Akupunktur-meridianen auch der Fall ist. Den beiden wichtigen Akupunktur-meridianen "Konzeptions und Lenkergefäß" entsprechen beispiels-weise die Sanskrit-Bezeichnungen Ida und Pingala, wie aus der Beschreibung ihrer Aufgaben in unserem Körper geschlußfolgert werden kann. Ferner kennt die klassische indische Medizin des Ayurveda 107 wichtige "Marmas".

Ihre Lage wird ganz eindeutig und exakt in den klassischen Werken des Ayurveda beschrieben. Sie entsprechen den Akupunkturpunkten auch deswegen, weil die Auswirkungen, die z.B. Susruta nach deren Verletzung beschreibt, identisch sind mit den Heilanzeigen, die die an der gleichen Stelle liegenden Akupunkturpunkte nach chinesischer Auffassung haben. Eine Zuordnung der 107 Marmas zu den heute akzeptierten Punktbezeichnungen konnte von mir anhand der alten Texte einwandfrei vorgenommen werden. Warum beschreibt Susruta nun nur die Verletzungsfolgen der Punkte? Dies ist dadurch zu erklären, daß Susruta als Feldchirurg sich natürlich vorrangig um Kriegsverletzte zu kümmern hatte. Der Heileffekt dieser Punkte war jedoch durchaus auch bekannt. Massagen dieser Stellen und auch Kauterisieren (Hitzeanwendungen) wurden beschrieben und auch heute noch angewendet. So begegnete mir in Indien ein ca. 80-jähriger Patient, der als Kind unter einen Epilepsie litt. Ein Heilkundiger in einem Dorf beseitigte diese Krankheit schlagartig durch Einbrennen eines kleinen Loches in seiner Ohrmuschel (die Ohrakupunktur wurde erst vor 20 Jahren von einem französischen Arzt Dr. Nogier "neu" entdeckt). Ein anderer Patient hatte in jungen Jahren einen Hexenschuß, der durch Kauterisieren an einem anderen Ohrpunkt ebenfalls von einer Sekunde auf die andere beseitigt wurde. Diese Stelle entsprach dem heute bekannten Punkt der Lendenwirbelsäule.

Selbstverständlich wollen wir auch zu diesem wichtigen Bestandteil der Akupunktur den Veda zu Rate ziehen:

yena chitvidat vritrasya **marma** tujan.

RV 16-16

Die medizinische Übersetzung dieses Verses besagt nicht anderes, als daß der Wissende, also der Arzt, als Übel mittels der Marmas beseitigen kann.

Rückerts Interpretation des Atharva-Veda 4-16 lautet:

Waruna, deine Stricke **sieben**, sieben,
Die dreifach ausgebreitet sind zum Fange
Bestricken alle den, der Falsches redet;
Wer Wahrheit spricht, den sollen frei sie lassen.
Mit **hundert** Stricken fahr jenen, Waruna!

Medizinisch betrachtet bedeutet dies, daß mit den 107 Marmas (sieben und hundert) die Krankheiten geheilt werden können. Die Fallen sind dreifach ausgelegt, denn jede der drei Doshas können von Krankheit befallen werden, da jeder Mensch ja eine andere Konstitution hat. Außerdem verwendet man bei der Akupunkturbehandlung die drei Methoden Tonifikation, Sedierung und Harmonisierung.

Der gleiche Verfasser sagt im Atharvaveda 13-2:

Heil dir, o Sonn', zu deiner Fahrt im Wagen,
Mit dem du beide Enden all umfährest,
Den dir die allerbesten Falben ziehen,
Einhundert Rosse oder **sieben** viele.

Auch wenn Rückerts Teilübersetzung des Atharva-Veda, verzeihen Sie mir mein Urteil, ansonsten so chaotisch ist, daß die westlichen Gelehrten diesen Veda für ein Buch über Magie halten, kann man zumindest diesen Vers in medizinischer Hinsicht verstehen. Der menschliche Körper wird hier als Wagen dargestellt, der die verkörperte Seele(Sonne) trägt. Es wird bezug genommen auf die wichtigsten 107 Marmas oder Akupunkturpunkte (Rosse), mittels derer der Körper während seines irdischen Aufenthaltes gesund erhalten werden kann.

Referenzliste für Marmas und Akpunkturpunkte

Marma Nr.	Lokalisation
1-2	Inmitten der Fußsohle in der Nähe des mittelsten Zehes "Sohlenzentrum"
3-4	zwischen großem und zweitem Zeh
5-6	Der zwei Fingerbreiten über diesem gelegene "Ballen"
7-8	Der Ballenkopf unterhalb des Fußknöchelgelenkes

9-10	Der Knöchel an den beiden Sprunggelenken
11-12	inmitten der Wade
13-14	Knie
15-16	drei Fingerbreiten oberhalb des Knies
17-18	Oberschenkelmitte "die Weite"
19-20	Am Ansatz der Schenkel "Das Rote"
21-22	Zwischen Hoden und Leiste
23-24	Handgelenk (wie der Knöchel am Fuß)
25-26	Ellenbogen (wie das Knie)
27-28	zwischen Achselgrube und Schlüsselbein

**Marmas 29 bis 44 an korrespondierenden
Stellen wie Marmas 1-4, 6 ,8-10**

29-30	Inmitten der Handfläche in der Nähe des Mittelfingers
31-32	zwischen Daumen und Zeigefinger
33-34	zwei Fingerbreit darüber gelegen, "Ballen"
35-36	Der "Ballenkopf" unterhalb des Handgelenkes
37-38	Unterarmmitte, Streckseite
39-40	drei Fingerbreit oberhalb des Ellengelenkes
41-42	Oberarmmitte
43-44	Oberarmansatz
45	After
46	Blase
47	Nabel
48	zwischen den Brustwarzen (Herz,Mageneingang)
49-50	zwei Fingerbreiten oberhalb der Brustwarzen
51-52	zwei Fingerbreit unterhalb der Brustwarzen
53-54	an der Seite der Brust

25-56   In der Mitte von Rückrat und Brust und
         seitlich von beiden unterhalb der Achseln
57-58   der Hüftvorsprung
59-60   oberhalb der Hinterbacken an das Rückrat
         sich anlehnend
61-62   an den beiden Hüftseiten am äußeren Ende
         der Hinterbacken
63-64   inmitten der Lenden oberhalb der
         Hüftvorsprünge
65-66   in der Mitte der beiden Schenkelseiten und
         seitwärts darüber "Seitengelenke"
67-68   am geraden Teil der Scapula, sich an das
         Rückrat anlehnend
69-70   In Verbindung mit den Armwurzeln seitlich
         des Rückrats an den Achseln
         "Schulterblätter"
71-72   beidseits des Nackens zwischen Nacken,
         Arm und Kopf , die beiden Sehnen
73-76   beidseits des "Halsgefäßes" sich an die
         Kinnbacken anlehnend
77-80   beidseits des Halsgefäßes, nach Zunge und
         Nase gehend "die vier Mütter"
81-83   Kopf-Halsansatz
84-85   Unterhalb der beiden Ohren
86-87   die beiden Nasenflügel
88-89   die äußeren Augenwinkel
90-91   unterhalb des äußeren Augenbrauenendes
92-93   oberhalb der Augenbrauen etwas vertieft
         gelegen "Wirbel"
94-95   an beiden Schläfen in Ohrnähe am Stirnrand

96-97	An der Haargrenze oberhalb der Schläfen
98	In der Mitte zwischen den Augenbrauen
99-101	vier Gefäßöffnungen am Gaumen
102-106	5 Punkte an den Schädelnähten
107	der Haarwirbel

Weitere Parallelen

Sowohl in den chinesischen wie auch in den ayurvedischen Lehrbüchern kennt man einen Tageszeitenzyklus der Körperfunktionen, bzw. des Energieflusses, auf die bei unterschiedlichen Erkrankungen jeweils wieder anders Einfluß zu nehmen ist, um das Gleichgewicht der fünf Elemente wiederherzustellen.

Die Pulsdiagnose ist nicht alleiniges Erbe der chinesischen Ärzte, sondern wird in abgewandelter Form auch in den ayurvedischen Texten beschrieben mit genauer Schilderung diverser Pulsqualitäten bei zahlreichen Krankheiten.

Fazit

Die Akupunktur und die ihr zugrunde liegende Medizinsystematik ist nicht rein chinesischer Herkunft. Die Texte des Veda, die noch älter zu datieren sind als die bisher bekannten chinesischen geben ebenso wie die klassischen Ayurveda-Schriften aus der zeitgleichen indischen Epoche (2000 vor Christus) zahlreiche Hinweise dafür, daß dieses Gedankengut hier weit früher bekannt war. Es ist also nicht auszuschließen, daß zu einer Zeit der Menschheits-geschichte, die mehr als 5000 oder 10000 Jahre zurückliegt, die Akupunktur schon in einem Kulturraum ausgeübt wurde, der dann sicherlich zumindest beide heutigen Staatsgebiete umfaßte. Ist der Veda nicht vor seiner schriftlichen Niederlegung schon tausende von Jahren in mündlicher Form überliefert worden und gibt es nicht in der indischen Mythologie eine unfaßbar lange Ära vor dem Mahabharata, der demzufolge eine hochstehende weltumspannende Kultur vernichtet haben soll? Geschichts-forscher datieren dieses Ereignis ebenfalls um 5000 bis 3000 vor unserer Zeitrechnung.

Erlauben Sie mir ,abgesehen von solchen Mutmaßungen, aufgrund meiner Ausführungen zumindest die These aufzustellen, daß die Akupunktur und die gesamte chinesische Medizinphilosophie ihrem Wesen nach altindischen Ursprungs ist was immer das auch heißen mag.

LITERATUREMPFEHLUNGEN

König, G, Wancura, I. Einführung in die chinesische Ohrakupunktur, Haug 1993

König, G, Wancura, I. Praxis und Theorie der Chinesischen Akupunktur, Band 1 und 2, Maudrich, 1989

Stux, G. Grundlagen der Akupunktur, SpringerVerlag 1992

Das Ayurveda Heilbuch   Vasant Lad, Schangrila, 1987

Ayurveda Der Weg des gesunden Lebens, Frau Dr. med. Vinod Verma, Barth, 1992

Caraka-Sangita, R.K.Sharma, Bhagwan Dash, Chowkhamba Sanskrit Series Office,1977, Varanasi

Astangahridaya-Sangita, deutsche Übersetzung, L.Hilgenberg, W.Kirfel, E.J.Brill Verlag, 1941 Leiden

Atharwaweda-Das Wissen von den Zaubersprüchen, F. Rückert Orient-Buchhandlung Hannover 1923

Die Dreigestalt d. Seins u.ihr androgyner Ursprung-Eine Untersuchung z.Kosmosophie d.Veda, E. Richter,1983 Bremen

Vedamrit, die Botschaft der Veden, Divyanand, 1989

ADRESSEN

Ram Seth Prakash Charitable Hospital,
Department for Acupuncture, Sandila, India U.P.

Acupuncture Clinic, Dr. Ravinder, Shamli, U.P. India

Indian Society of Medical Acupuncturists, Dr. Kapur,
Residence cum Clinic, A 142, Rana Pratap Marg,
Delhi 11007

Deutsche Gesellschaft für Akupunktur und Aurikulomedizin
Connollystr. 14, 8000 München

Deutsche Ärztegesellschaft für Akupunktur,
Raglovichstr. 12, 80637 München

Dr. med. Dietrich Klüber, ENDOKlinik, Holstenstr.2, 22767
Hamburg

ÜBER DEN AUTOR

Der Verfasser wurde 1952 in Hamburg als Sohn des Kulturhistorikers Karl-Werner Klüber und der Ärztin Dr. med. Rose Klüber geboren.

Schon vor Aufnahme seines Medizinstudiums entwickelte er großes Interesse für sämtliche Naturheilverfahren, so daß er noch vor Beendigung seines Medizinstudiums die Zulassung als Heilpraktiker erhielt.

Seit 1979 arbeitet Dr. Klüber in einer weltbekannten Spezialklinik für Gelenkchirurgie und betreut dort neben seiner chirurgischen Tätigkeit die Abteilung für Datenverarbeitung und Medizinische Dokumentation. Im Rahmen dieses medizinischen Fachgebietes ist er auch Autor und Koautor zahlreicher wissenschaftlicher Veröffentlichungen.

Die Akupunktur hat den Autor stets wegen ihrer Effektivität und Unabhängigkeit von aufwendigen medizinischen Gerätschaften besonders angesprochen, und so ist Dr. Klüber unter anderem auch Mitglied der indischen Akupunkturgesellschaft. Während seiner seit mehr als 15 Jahren regelmäßigen Aufenthalte in Indien hat der Verfasser ausgiebiges Wissen über die hier vorherrschenden Krankheitsbilder sammeln und die indische Kultur sowie die Anwendbarkeit der Akupunktur in diesem Land kennenlernen können.